Natürliches Anti-Aging

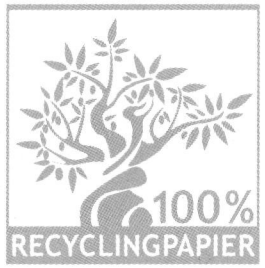

Alle Angaben in diesem Buch sind von Verlag und Autorin sorgfältig geprüft.
Jegliche Haftung für Personen-, Sach- und Vermögensschäden
ist jedoch ausgeschlossen.

Anne Hild: Natürliches Anti-Aging

© Aurum in J. Kamphausen Verlag &
Distribution GmbH, Bielefeld 2010

info@j-kamphausen.de

Lektorat: Dana Haralambie

Umschlaggestaltung: Claudia Schlutter

Coverphoto von: © Yuri/istockphoto

Typografie/Satz: KleiDesign

Druck & Verarbeitung:

Westermann Druck Zwickau

www.weltinnenraum.de

1. Auflage 2013

Bibliografische Information der Deutschen Nationalbibliothek

Die Deutsche Nationalbibliothek verzeichnet diese
Publikation in der Deutschen Nationalbibliografie;
detaillierte bibliografische Daten sind im Internet
über **http://dnb.d-nb.de** abrufbar.

ISBN Printausgabe: 978-3-89901-758-8

ISBN E-Book: 978-3-89901-781-6

Anne Hild

Natürliches Anti-Aging

Wie Sie mit der Kraft Ihrer Hormone
länger jung bleiben

AURUM

Vorwort   9

Teil 1

Hormone – lebenswichtige Botenstoffe   17
Was sind Hormone?   17
Wo werden Hormone gebildet?   17

Warum nimmt die Hormonproduktion im Alter ab?   21
Hormone sind Teamplayer   23
Am Anfang steht das Cholesterin   24

Hormone, die beim Jungbleiben helfen   26
DHEA – das Jungbrunnenhormon   26
Progesteron – das Wohlfühlhormon   29
Östrogene – nur nicht zu viel!   33
   Östron   33
   Östradiol   34
   Östriol   37
EXKURS
Menopause und Andropause   38
Cortisol – das Stresshormon   40
   Stress macht alt   41
   Dauerstress ist unnatürlich   44
Testosteron – nicht nur für Männer gut   50
EXKURS
Sexualität und Partnerschaft   54
Wachstumshormon HGH – das Anti-Aging-Hormon   57
EXKURS
HGH, Insulin und die Rolle der Zeit   61
Pregnenolon – das Gedächtnishormon   62
Schilddrüsenhormone geben den Takt vor   63
Melatonin – gut für den Schlaf   65
Serotonin – unser Wohlfühlhormon   67
Insulin – der Blutzuckerregulator   68
   Diabetes Mellitus   69
EXKURS
Blutzucker und Glukose im Blut   70

Mein Hormonspiegel – zu hoch oder zu niedrig? 72

Interview mit dem belgischen Hormonexperten
Dr. Thierry Hertoghe 76

**Wie stimuliere ich meine Hormonproduktion
auf natürliche Weise?** 83

Anregung der Hormonproduktion durch Phytohormone 83

    Gelée Royale 85

    Vitalpilze 86

    Phytohormone 89

Was ist der Unterschied zwischen synthetischen
und bioidentischen Hormonen? 100

    Was sind bioidentische Hormone? 102

Homöopathische Hormone 103

EXKURS
„Was ist Homöopathie?" 104

Interview mit dem Apotheker Dieter Dämmrich 107

**Was tun bei ernsten Beschwerden
oder Krankheitssymptomen?** 112

Anwendung von natürlichen Hormonen 113

Wie lange nimmt man natürliche Hormone ein? 113

Interview mit Prof. Dr. Dr. Johannes Huber,
Universitätsklinikum Wien 126

Epigenetik 130

Teil 2
**Hormone sind nicht alles – weitere wichtige
Einflussfaktoren auf das Älterwerden** 133

Freie Radikale 135

EXKURS
Reduziertes Glutathion gegen Zellschädigungen 136

    Hunza – Tal der ewigen Jugend 140

EXKURS
**Okinawa: die meisten Hundertjährigen
und die höchste Lebenserwartung** 142

    Was beeinflusst die Zellalterung noch? 145

    Stumme Entzündungen 146

Telomere 147

    *Was sind Telomere und welche Rolle spielen sie
    beim Alterungsprozess?* 147

Einfluss der Ernährung – traditionelle Kulturen
machen es uns vor!   151

EXKURS
Reine Rohkosternährung?   154
Was haben Hormone mit Übergewicht zu tun?   162

EXKURS
Fett „im Kopf"?   164

Wie sinnvoll sind Nahrungsergänzungen?   167

*David Sandoval: ein Visionär in Sachen
Pflanzennahrung und „Super-Food"*   171

*Pflanzen und Substanzen
mit erstaunlichen Anti-Aging-Eigenschaften*   174

EXKURS
Vitamin D   186

EXKURS
Arachidonsäure   193

Interview mit mit dem
Nahrungsmittelexperten David Sandoval   198

Entsäuerung und Entgiftung   205

Bewegung – Hormonyoga & Co.   215

Natürliche Pflege von innen und außen   219

*Orientierung im Dschungel der Inhaltsstoffe
von Kosmetika*   220

Interview mit Andreas Wilfinger   227

Mentale Einstellung   232

Interview mit Matthias Hodel-Elfeldt   235

Teil 3
**Das Pro-Aging-Programm (PAP) –
12 Wochen für ein längeres Leben**   241

Antworten auf wichtige Fragen und Befürchtungen   247

Nützliche Links   251

Literaturverzeichnis   253

Vorwort

Wie bleibe ich länger jung? „Typisch Frau", werden sie wahrscheinlich sagen, aber die Frage, wie ich möglichst lange ein gesundes, erfülltes Leben führen kann, beschäftigt mich – wie wahrscheinlich jede Frau und auch so manchen Mann – seit ich Mitte dreißig bin. Heute, im Alter jenseits der fünfzig, habe ich genügend berufliche und persönliche Erfahrungen gesammelt, um auf diese Frage eine Antwort geben zu können.

In diesem Buch will ich Ihnen zeigen, welche immense Bedeutung Hormone für unseren Alterungsprozess haben, und was man tun kann, um mit der Kraft der Hormone länger jung zu bleiben.

Ich möchte Sie zudem an meinen persönlichen Erfahrungen zum Thema Jungbleiben teilhaben lassen und Ihnen verschiedene Strategien und Maßnahmen aufzeigen, mit denen Sie länger jung aussehen und mehr Spaß am Leben haben werden.

In meinem ersten Buch „Natürliche Hormontherapie", das ich zusammen mit der Ärztin Dr. Annelie Scheuernstuhl geschrieben habe, ging es darum, zu erklären, welche Krankheiten und Beschwerden hormonelle Ursachen haben und wie man diese Krankheiten mithilfe von natürlichen Hormonen auf schonende Art und Weise behandeln kann. Ausführlich haben wir dort über die unterschiedlichen Symptome bei Mann und Frau geschrieben und über das Ungleichgewicht lebensnotwendiger Hormone berichtet, welches in der derzeitigen Behandlungspraxis vieler Ärzte häufig übersehen wird.

Das vorliegende Buch geht auf den „Frühling im Herbst" ein und soll das Thema Hormone aus einem anderen Blickwinkel beleuchten: Es geht hier nicht um eine Therapie bei Krankheit oder starken Beschwerden, sondern in erster Linie um Vorbeugung, um die sogenannte Prophylaxe. Also um die Frage: Was kann jeder – Frau und Mann tun –, damit die Hormone auch im Alter ausreichend vorhanden und im Gleichgewicht sind? Das Ziel ist ein gesundes, erfülltes und damit oft auch längeres Leben. Better-Aging im besten Sinne des Wortes.

„Altern passiert, wenn die Degeneration höher ist als die Regeneration" – das ist die wissenschaftliche Erklärung, aber was bedeutet das genau und wie erreichen wir eine Regeneration des Körpers und der Zellen? Oder ist es etwa so, dass Mutter Natur jeden Menschen mit einer Art innerer Uhr ausgestattet hat, die unserem Körper mitteilt, wann es Zeit ist, zu gehen? Gibt es so etwas wie einen Jungbrunnen oder ist das nur ein Traum? Ist das Ziel realistisch und auf einem natürlichem Weg zu erreichen? Es fällt uns ungemein schwer, zu akzeptieren, dass das Altern ein unausweichlicher Prozess ist, dem jeder Mensch vom Augenblick seiner Geburt an bis zum Tod unterworfen ist. Schon junge Menschen machen sich Gedanken, wie sie es schaffen können, lange jung und schön zu bleiben. Gibt es überhaupt Möglichkeiten, die Elastizität der Jugend und die volle Schaffenskraft zu erhalten?

Ich glaube, dass wir nicht erst dann handeln sollten, wenn das Kind schon in den Brunnen gefallen ist. Unser Ziel sollte es sein, den Alterungsprozess möglichst früh zu verlangsamen. Die Wissenschaft ist dem schon sehr nah gekommen. Dr. Michael Rose, Professor an der California Irvine University, eine Kapazität auf dem Gebiet der Alterungsforschung, konstatiert: „Das 20. Jahrhundert wird als die letzte Epoche in die Geschichte eingehen, in der die Menschen ihrem degenerativen Alterungszerfall hilflos ausgesetzt waren."

Die mittlere Lebenserwartung beträgt in den westlichen Industrienationen bei Frauen 77 bis 83 Jahre und bei Männern 72 bis 77 Jahre. Biologisch gesehen beginnt das Altern jedoch bereits ab Mitte zwanzig, wenn die Hormone – mit unterschiedlicher Geschwindigkeit – ihre Produktion verringern und dadurch der Hormonspiegel sinkt.

Laut Prognosen der Weltgesundheitsorganisation (WHO) steigt die Lebenserwartung weiter an, die Lebensqualität hingegen sinkt. Es geht in diesem Buch nicht darum, einfach nur das Leben zu verlängern, sondern mit zunehmendem Alter weiterhin ein gutes und gesundes Leben zu führen. Was nützen uns zusätzliche Lebensjahre ohne unsere Jugendlichkeit und eine bessere Lebensqualität? Es geht darum, unsere Jahre mit Leben zu füllen und nicht unser Leben mit Jahren. Unser genetischer Anteil für die Geschwindigkeit des Alterns, der bei unserer Geburt schon festgelegt ist, liegt bei ca. 30 %. Die restlichen 70 % aber können wir beeinflussen!

Ein beginnendes hormonelles Ungleichgewicht kann sich durch vielerlei kleinere und größere Befindlichkeiten oder gar Beschwerden zeigen. Dabei muss es gar nicht erst zu krankhaften Symptomen kommen, bereits erste Veränderungen der Lebensqualität können Hinweise auf einen abgesunkenen Hormonspiegel oder ein Ungleichgewicht der Hormone zueinander sein.

Wenn die Hormonproduktion dauerhaft zu niedrig ist und weitere Faktoren, wie z.B. Dauerstress, dazukommen, können aus den zunächst kleinen Beschwerden ernsthafte Krankheiten mit deutlichen Symptomen werden.

Der beste Weg, es gar nicht so weit kommen zu lassen, ist eine natürliche Hormonprophylaxe, also die Aufrechterhaltung eines gesunden Hormonsystems. Im Gegensatz zur natürlichen Hormontherapie, der Behandlung von hormonell bedingten Krankheiten, setzt die Prophylaxe bereits zu einem erheblich früheren Zeitpunkt ein. Bildlich gesprochen geht es in diesem Buch nicht darum, zu zeigen, wie man das Kind aus dem Brunnen holen kann, wenn es bereits hineingefallen ist (darum kümmert sich die natürliche Hormontherapie), sondern es geht darum, das Kind gar nicht erst hineinfallen zu lassen (dafür steht die natürliche Hormonprophylaxe). Zur besseren Unterscheidung möchte ich den Blick auf den Hormonspiegel sowohl bei Frauen als auch bei Männern in Abhängigkeit von Ihrem Alter und eventueller Beschwerden bzw. Krankheiten in drei Phasen einteilen, die unterschiedliches Handeln erfordern. Dabei soll etwa die Zeit vom 35. Lebensjahr an betrachtet werden. Ab diesem Lebensabschnitt ändert sich der Hormonhaushalt jedes Menschen nachhaltig.

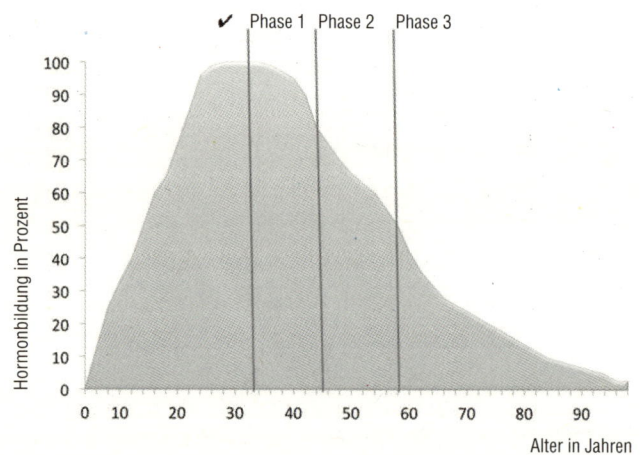

Abb. 1: Die Entwicklung der Hormonproduktion im Laufe des Lebens

Phase 1:

Ab ca. Mitte dreißig sinkt unmerklich die Hormonproduktion. Das hat zunächst noch keine akuten Auswirkungen auf Ihr Befinden, aber es setzt ein schleichender Prozess ein, den es gilt, frühzeitig zu identifizieren und aufzuhalten. Ich empfehle Ihnen, Ihren

Hormonspiegel schon zu diesem Zeitpunkt testen zu lassen, also dann, wenn noch alles in Ordnung zu sein scheint. Damit haben Sie bei späteren Tests ein genaues Bild über den Rückgang Ihrer eigenen Hormonproduktion und sind nicht auf sogenannte Referenzwerte angewiesen. In der Praxis hat sich der Hormonspeicheltest bewährt, weil er den aktuellen Zustand der „freien" Hormone sehr gut widerspiegelt. Der Test verläuft ganz einfach: Sie senden eine Speichelprobe an ein darauf spezialisiertes Labor und erhalten daraufhin eine detaillierte Analyse der einzelnen Hormone. In der ersten Phase gilt es, durch natürliche Maßnahmen die körpereigene Hormonproduktion anzukurbeln und so lange wie möglich auf einem hohen Niveau zu halten. Wie Sie Ihre Hormonproduktion natürlich stimulieren können, werde ich in diesem Buch ausführlich beschreiben.

Phase 2:

In dieser Phase (meist um das 50. Lebensjahr herum) zeigen sich die ersten Störungen, die mit dem Älterwerden und einer Beeinträchtigung des Allgemeinbefindens zusammenhängen. Am Anfang sind es nur kleine „Zipperlein", die oft verharmlost werden. Hier einige typische Beschwerden, die in dieser Phase auftreten können:

- zunehmende Müdigkeit
- der Schlaf wird schlechter, oberflächlicher und kürzer
- man muss nachts öfters raus
- Gereiztheit und Stimmungsschwankungen nehmen zu
- Gelenkschmerzen, steife Gelenke, beginnende Arthritis machen sich bemerkbar
- die Lust auf Sex nimmt ab
- bei Männern lässt die Erektionsfähigkeit nach

- die Haut wird dünner und faltiger und zeigt unschöne Flecken (Altersflecken)
- die Haare werden dünner und ergrauen
- mit Stress kann man nicht mehr so gut umgehen
- das optimistische Lebensgefühl nimmt ab, ebenso das Selbstvertrauen
- die geistige Klarheit und die Konzentration lassen nach
- man wird vergesslicher
- Männer bekommen einen Brustansatz
- eine schleichende Gewichtszunahme erfolgt – vor allem am Bauch-, die trotz Sport und Diät nicht weggeht
- die Muskelmasse nimmt ab, der Fettanteil nimmt zu
- der Stoffwechsel verlangsamt sich, manche Speisen werden nicht mehr so gut vertragen
- die Immunabwehr wird schwächer, man fängt sich leichter Krankheiten ein
- beginnende Hitzewallungen.

Auch in dieser Phase gilt es, zunächst den aktuellen Hormonstatus mit Hilfe eines Speicheltests festzustellen. Je nach Ergebnis wird in dieser Phase entweder durch natürliche Maßnahmen die Hormonproduktion wieder angeregt oder Ihr Arzt oder Therapeut gibt Ihnen kleinere Mengen natürliche Hormone, um die Beschwerden in den Griff zu bekommen. Das kann sowohl mit bioidentischen als auch mit homöopathischen Hormonen geschehen. Auch dazu finden Sie in diesem Buch viele Informationen.

In den beiden ersten Phasen geht es um eine hormonelle Prävention, sie werden deshalb als Phasen der „natürlichen Hormonprophylaxe" bezeichnet. Ziel dieser Phasen ist es, die positive Kraft der körpereigenen Hormone zu nutzen, um den Alterungsprozess nachhaltig zu verlangsamen.

Phase 3:

Wenn sich bereits schwere hormonbedingte Krankheitssymptome
zeigen, befinden Sie sich in der dritten Phase. Sie ist weitgehend
unabhängig vom Lebensalter, tritt jedoch häufig ab Mitte fünfzig,
Anfang sechzig auf. Hier geht es nicht mehr um Vorbeugung, sondern um Behandlung. Diese Phase und die darin erforderlichen
Maßnahmen haben wir in unserem Buch „Natürliche Hormontherapie" von Dr. Annelie Scheuernstuhl und Anne Hild, Aurum
Verlag 2010, beschrieben. Darin gehen wir ausführlich auf die
wichtigsten hormonbedingten Krankheiten und deren Behandlung mit bioidentischen Hormonen ein. Um Dopplungen und
Wiederholungen zu vermeiden, werde ich im vorliegenden Buch
diese Phase 3 nur am Rande erwähnen.

Teil 1

Hormone –
lebenswichtige Botenstoffe

Was sind Hormone?

Hormone sind chemische Botenstoffe, die unser Körper selbst herstellt. Unser Hormonsystem ist ein vielschichtiges und komplexes System. Hormone bestimmen unser Leben maßgeblich und sind außerordentlich wichtig für das Zusammenspiel unserer Körperfunktionen, wie Wachstum, Stoffwechsel, Blutdruck, Herzfrequenz, Blutzuckerspiegel, Körpertemperatur, Wasserhaushalt, Zeugungsfähigkeit, Fortpflanzung, Schwangerschaft. Sie steuern unser sexuelles Verlangen und auch unsere Stimmungslage wird entscheidend von Hormonen beeinflusst.

Wo werden Hormone gebildet?

Die Impulse für die Bildung von Hormonen gehen vom Gehirn aus, genauer gesagt vom Hypothalamus und der Hypophyse. Gebildet werden sie überwiegend in den endokrinen Drüsen, die sich an verschiedenen Körperstellen befinden. Die wichtigsten endokrinen Drüsen sind: Hypothalamus, Hypophyse (Hirnanhangdrüse), Zirbeldrüse (Epiphyse), Schilddrüse, Nebenschilddrüse, Thymus, Nebenniere und Langerhans´sche Zellen im Pankreas. Hormone werden ins Blut abgegeben, wo sie an exakt passende Rezeptoren andocken. Die Hormonproduktion funktioniert nach dem Prinzip von Bedarf und Nachfrage: Ähnlich einem Thermostat am Heizkörper produziert der Körper Hormone, wenn er sie braucht. Ist die gewünschte Raumtemperatur erreicht, schließt das Thermostat bzw. der Körper stellt die akute Hormonproduktion ein. Sinkt die Raumtemperatur, öffnet sich das Thermostat wieder bzw. der Körper produziert wieder Hormone.

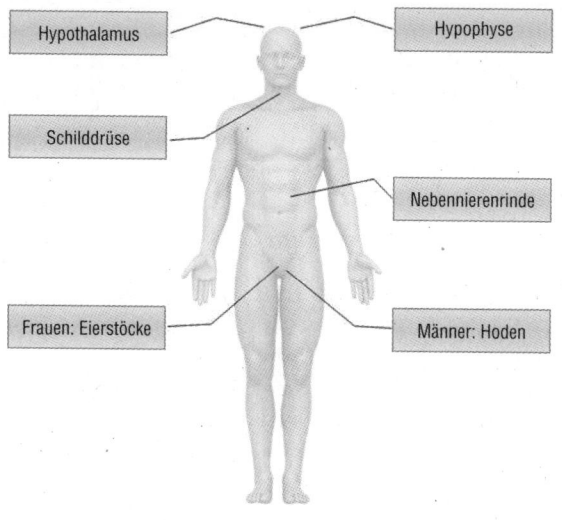

Abb. 2: Wo werden Hormone gebildet?

Es gibt drei verschiedene Arten von Hormonen:

- Steroid- oder Geschlechtshormone
- Peptid- oder Proteohormone
- Aminosäureabkömmlinge oder Amine

Die **Steroid- oder Geschlechtshormone** sind verantwortlich für die Ausbildung der weiblichen und männlichen Geschlechtsmerkmale und die Fortpflanzung. Sie entstehen mithilfe des Cholesterins aus der Leber. Cholesterin gehört zur Gruppe der Lipide und ist, wie alle Steroidhormone, fett-, aber nicht wasserlöslich. Diese Gruppe beinhaltet alle Sexualhormone wie Pregnenolon, Progesteron, Östrogene, Cortisol, Aldosteron, DHEA und Testosteron. Gebildet werden sie in der Nebennierenrinde, den Eierstöcken und den Hoden. Abgebaut werden sie über die Leber und die Nieren.

Die **Peptid- oder Proteohormone** sind wasserlöslich und entstehen durch Proteinsynthese. Sie werden im Zentralnervensystem (ZNS), dem autonomen Nervensystem, der Hypophyse, dem Gastrointestinaltrakt und anderen Körperorganen gebildet. In dieser Gruppe finden sich alle Hormone des Hypothalamus und der Hypophyse wie Oxytocin, Prolaktin, HGH-Wachstumshormone, Somatotropin, Glucagon, LH, FSH, TSH und ACTH, HCG, Parathormon, Insulin und Kalzitonin.

Die **Aminosäureabkömmlinge** oder Amine sind in ihrer Molekularstruktur sehr klein und werden aus nur einer Aminosäure gebildet. Sie sind ebenfalls wasserlöslich. Gebildet werden diese Hormone im Nebennierenmark und in der Schilddrüse. Darunter fallen Adrenalin, Noradrenalin, Dopamin, Trijodthyronin und Thyroxin.

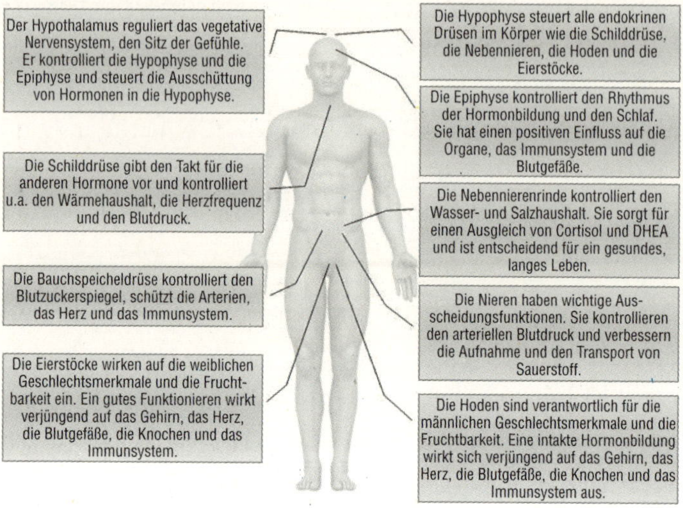

Der Hypothalamus reguliert das vegetative Nervensystem, den Sitz der Gefühle. Er kontrolliert die Hypophyse und die Epiphyse und steuert die Ausschüttung von Hormonen in die Hypophyse.

Die Schilddrüse gibt den Takt für die anderen Hormone vor und kontrolliert u.a. den Wärmehaushalt, die Herzfrequenz und den Blutdruck.

Die Bauchspeicheldrüse kontrolliert den Blutzuckerspiegel, schützt die Arterien, das Herz und das Immunsystem.

Die Eierstöcke wirken auf die weiblichen Geschlechtsmerkmale und die Fruchtbarkeit ein. Ein gutes Funktionieren wirkt verjüngend auf das Gehirn, das Herz, die Blutgefäße, die Knochen und das Immunsystem.

Die Hypophyse steuert alle endokrinen Drüsen im Körper wie die Schilddrüse, die Nebennieren, die Hoden und die Eierstöcke.

Die Epiphyse kontrolliert den Rhythmus der Hormonbildung und den Schlaf. Sie hat einen positiven Einfluss auf die Organe, das Immunsystem und die Blutgefäße.

Die Nebennierenrinde kontrolliert den Wasser- und Salzhaushalt. Sie sorgt für einen Ausgleich von Cortisol und DHEA und ist entscheidend für ein gesundes, langes Leben.

Die Nieren haben wichtige Ausscheidungsfunktionen. Sie kontrollieren den arteriellen Blutdruck und verbessern die Aufnahme und den Transport von Sauerstoff.

Die Hoden sind verantwortlich für die männlichen Geschlechtsmerkmale und die Fruchtbarkeit. Eine intakte Hormonbildung wirkt sich verjüngend auf das Gehirn, das Herz, die Blutgefäße, die Knochen und das Immunsystem aus.

Abb. 3: Funktionen der Organe bei der Hormonproduktion

Warum nimmt die Hormonproduktion im Alter ab?

Die Pegel der Hormone fallen mit fortschreitendem Alter kontinuierlich ab. Das ist sowohl bei Frauen als auch bei Männern so.

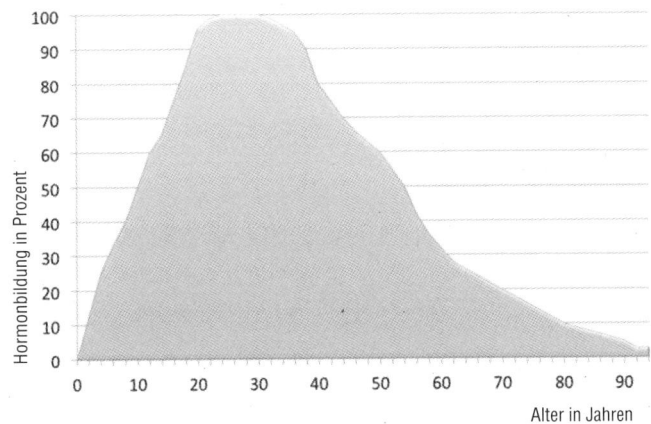

Abb. 4: Abnahme der Hormonproduktion im Alter

Etwa ab dem 25. Lebensjahr bis zum 50. Lebensjahr geht bei Frauen die Östrogenproduktion um ca. 30% zurück. Auch beim Progesteron sehen wir schon sehr früh einen Rückgang der Produktion, der mit ca. 35 Jahren beginnt und bis zum 50. Lebensjahr schon 75% betragen kann. Das Östradiol lässt nach der Menopause nach, und auch das Melatonin wird nach dem 40. Lebensjahr kontinuierlich weniger.

Die Hormonspiegel des Wachstumshormons HGH, von Testosteron und DHEA können bis zum 50. Lebensjahr schon um die Hälfte sinken. Beim Mann geschieht dies später und auch langsamer als bei der Frau, doch für beide Geschlechter gilt: Ein 80- bis 90-Jähriger verfügt nur noch über 10% der Hormone, die sein Körper in seinen besten Zeiten als junger Mensch produziert hat. Mit den Jahren werden einfach immer weniger Hormone produziert, doch es gibt noch weitere Faktoren, welche die Hormonproduktion sinken lassen oder zu einer hormonellen Dysbalance führen können.

Defizite in der Ernährung, vor allem die Zusammensetzung und die Menge der aufgenommenen Nahrung, üben einen wichtigen Einfluss auf die Hormonbildung und damit auf das Altern aus:

- Rauchen, Alkohol und ein unregelmäßiger und ungesunder Lebenswandel verringern die Hormonbildung.
- Chronischer Stress hat gravierende Auswirkungen auf die Hormonproduktion: Er lässt den Menschen überdurchschnittlich schnell altern. Stress „verbraucht" wichtige Nebennierenrindenhormone und kann so zu einem Ungleichgewicht dieser und weiterer Hormone beitragen.
- Bewegungsmangel reduziert die körpereigene Produktion von Testosteron und weiteren Hormonen.
- Schlafprobleme über einen längeren Zeitraum können auf einen Mangel von Melatonin hinweisen. Fehlt uns Melatonin, schlafen wir nicht nur schlechter, wir altern auch schneller und bilden zudem noch weniger HGH (Wachstumshormon).

Dass im Alter weniger Hormone produziert werden, ist also eine Tatsache. Es liegt deshalb nahe, zu behaupten, dass sinkende Hormonproduktion und Alterung Hand in Hand gehen und nicht beeinflussbar sind. Doch dem ist zum Glück nicht so!

Wir wissen inzwischen, dass ein ausreichend hoher Hormonspiegel erheblich dazu beiträgt, dass wir uns gesund, jugendlich und wohl fühlen. Die Wissenschaft geht heute davon aus, dass nur rund ein Drittel der Faktoren, die uns altern lassen, genetisch bedingt sind. Das klingt viel, aber man kann auch sagen: „Es sind *nur* 30%." Denn anders ausgedrückt: 70% sind nicht genetisch bedingt und lassen sich von uns beeinflussen! Zu diesen 70% gehören auch die Maßnahmen und Tipps in diesem Buch, um einen gesunden Hormonhaushalt zu erhalten und sich dadurch bis ins hohe Alter hinein gut und gesund zu fühlen.

Hormone sind Teamplayer

Hormone wirken nicht isoliert, sondern beeinflussen sich gegenseitig. Nimmt die Produktion eines Hormons ab, hat dies immer auch Auswirkungen auf eines oder mehrere andere Hormone. Deshalb ist die richtige Balance der Hormone so wichtig. Ergänzen Sie nur ein einziges Hormon, z.B. in einer Hormontherapie, hat dies ebenfalls Auswirkungen auf andere Hormone. Allerdings ist es nicht leicht, dieses Gleichgewicht zu erreichen – dazu ist viel Erfahrung nötig.

Am Anfang steht das Cholesterin

Ausgangsstoff aller Geschlechtshormone ist das Cholesterin.

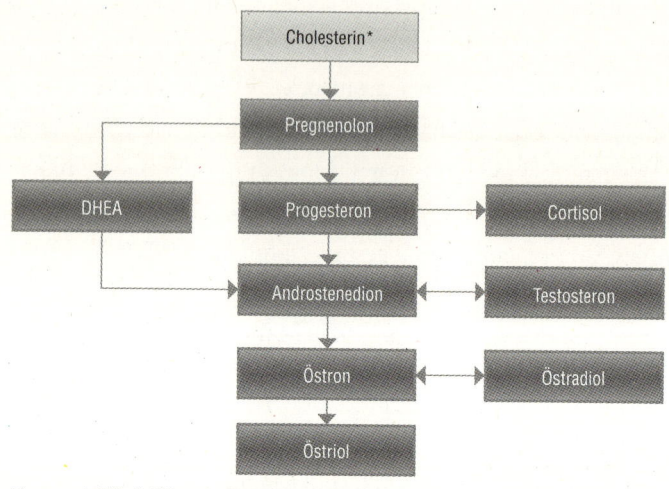

*Ausgangsstoff für die Bildung der Geschlechtshormone

Abb. 5: Die wichtigsten Geschlechtshormone und der Weg ihrer Bildung

Cholesterin ist ein Stoff, der häufig zu Unrecht verdammt wird. Dass der Cholesterinspiegel im Laufe der Jahre steigt, ist vielleicht kein Zufall. Interessant ist, dass diese Tatsache mit einer Abnahme der Geschlechtshormone und der Schilddrüsenhormone zusammenfällt und dadurch oft nicht mehr genügend Cholesterin für die Hormonbildung zur Verfügung steht. Kann es vielleicht sein, dass ein erhöhter Cholesterinspiegel auch ein Zeichen für einen gesteigerten Bedarf an den so wichtigen Geschlechtshormonen ist?

Vereinfacht gesagt, lässt sich Cholesterin in zwei Typen unterteilen: das „gute" HDL und das „schlechte" LDL. Ohne gutes

Cholesterin können sich die Zellen nicht richtig teilen. Es ist vor allem das LDL-Cholesterin, das ein Risiko darstellt, während das HDL-Cholesterin den Körper schützt. In der Regel verschreiben die Ärzte bei einem chronisch erhöhten LDL-Wert sogenannte Cholesterinsenker als Medikamente, dabei haben diese zum Teil erhebliche Nebenwirkungen. Doch es gibt durchaus natürliche Möglichkeiten, einen zu hohen Cholesterinspiegel zu senken. Laut einer aktuellen Studie, die auf der Tagung „Experimental Biology 2011" in Washington vorgestellt wurde, senken 75 Gramm getrocknete Apfelscheiben täglich binnen eines halben Jahres den LDL-Cholesterinwert um 23%. Das sind durchaus Effekte, die mit medikamentösen Cholesterinsenkern mithalten können. Bemerkenswert ist auch eine Wiener Studie aus dem Jahre 1992, in der man Patienten mit hohen Blutfettwerten ein Präparat aus Apfelpektin verabreichte. Ihr Blut zeigte bereits nach sechs Wochen einen um bis zu 30% verringerten Wert an schädlichem LDL-Cholesterin – der Wert der nützlichen, die Blutgefäße „putzenden" HDL-Fraktionen ging dagegen nach oben.

Grüntee aus Fernost sowie der halbfermentierte Oolong-Tee aus Taiwan hemmen die Aufnahme von Fetten aus der Nahrung. Hauptverantwortlich dafür sind vermutlich ihre Gerbstoffe und Saponine. Eine aktuelle Studie der Oklahoma State University von 2010 bestätigt die LDL-senkende Wirkung von Grüntee auch bei Patienten, die bereits an Fettstoffwechselstörungen leiden. In dieser Untersuchung tranken die Probanden vier Tassen Tee pro Tag. Ingwer, Knoblauch, Nüsse, Erbsen, Leinsamen und Flohsamen sind weitere natürliche Cholesterinsenker.

Hormone, die beim Jungbleiben helfen

Welches sind nun die wichtigsten Hormone, die Einfluss auf das Älterwerden haben, und was passiert, wenn wir zu wenig oder – durch ein Ungleichgewicht – zu viel davon im Körper haben?

DHEA – das Jungbrunnenhormon

DHEA – mit dem unaussprechlichen Namen Dehydroepiandrosteron – gehört zur Gruppe der Androgene, der männlichen Geschlechtshormone. Es wird oft als Prohormon oder Mutterhormon bezeichnet, da es die Vorstufe anderer wichtiger Hormone wie Östrogen, Progesteron und Testosteron ist. DHEA wird hauptsächlich in der Nebennierenrinde gebildet, bei Frauen auch in den Eierstöcken. Ein ausreichend hoher DHEA-Spiegel führt zu einer Gesamtverbesserung des Wohlbefindens, der Lebenslust, der Leistungskraft und steigert die Energie. Es sorgt für Jugendlichkeit, gesteigerte Libido und eine verbesserte Fettverbrennung, da es aktivierend auf den Stoffwechsel wirkt. Wie Testosteron stärkt DHEA die Muskeln. Eine ausreichende Menge dieses Hormons ist wichtig für die Testosteronbildung bei beiden Geschlechtern, stimuliert die Bildung von HGH (Wachstumshormonen) und stärkt die Funktion des Thymus, einem wichtigen Organ für die Immunabwehr. In diesem werden die T-Lymphozyten geprägt, die Voraussetzung für die Körperabwehr sind, da sie in der Lage sind, zwischen „Freund und Feind" zu unterscheiden.

Ein ausgeglichener DHEA-Spiegel schützt das Herz, verzögert den Beginn bzw. das Fortschreiten von Diabetes und wirkt sich günstig auf Arthritis aus. Ausgeglichene DHEA-Werte vermindern den Knochenabbau und sorgen für einen gesunden Schlaf. Auf unser Gehirn hat DHEA, wie auch Progesteron, eine stark belebende Wirkung und kann Ängste lindern. In ausreichender Menge vorhanden, spielt es besonders beim Älterwerden eine wichtige Rolle. DHEA wird deshalb oft auch als „Jungbrunnenhormon" bezeichnet – und das zu Recht.

DHEA ist ein Gegenspieler des Cortisols, da es überschüssiges Cortisol kontrolliert. Normalerweise ist in einem gesunden jungen Körper der DHEA-Wert hoch und der Cortisolwert niedrig. Dabei kommt es auch auf das Verhältnis zwischen den beiden an: Der Wert von DHEA sollte ungefähr 15 Mal höher sein als der Wert von Cortisol.

Lang anhaltender Stress schwächt unseren Körper und macht ihn krank. Eine zunehmende Immunschwäche steht oft in direktem Zusammenhang mit einem niedrigen DHEA-Spiegel. Eine weitere Wechselwirkung besteht zwischen Insulin und DHEA. Bei den meisten Menschen steigt mit den Jahren der Insulinspiegel stark an, was zu einem Abbau von DHEA führt. DHEA wirkt sich wiederum positiv auf den Insulin- und Blutzuckerspiegel aus.

... zu wenig

Ein zu niedriger DHEA-Spiegel kann sich in folgenden Symptomen zeigen:

- Einschränkung der Leistungsfähigkeit
- Antriebslosigkeit
- Gefühl von Unsicherheit und Angst
- traurige Stimmung
- schnelle Ermüdung
- Rückgang der Fettverbrennung
- Fettansammlung am Bauch
- spröde, trockene Haare
- dünne und trockene Haut
- trockene, trübe, glanzlose Augen
- spärliche Körperbehaarung
- fehlende sexuelle Lust
- flacher Venushügel
- Cellulite an den Oberschenkeln
- labiles Immunsystem
- Osteoporose

Ab dem 25. Lebensjahr nimmt die DHEA-Produktion bei beiden Geschlechtern kontinuierlich ab. Ab Mitte 40 weisen die meisten Menschen nur noch die Hälfte ihres optimalen DHEA-Wertes auf. DHEA ist neben Testosteron und HGH *das* Anti-Aging-Hormon und hat auf vielen Ebenen einen positiven verjüngenden Effekt. Wie mittlerweile zahlreiche Studien belegen, kann DHEA den Prozess des Alterns verlangsamen.

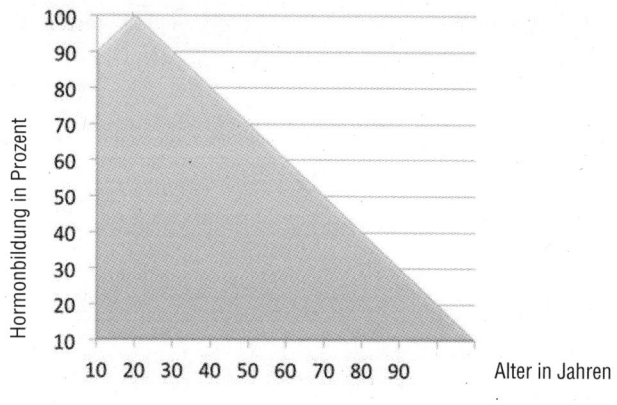

Abb. 6: Rückgang der DHEA-Produktion im Alter

Ausreichender Schlaf und das sogenannte „Dinner Cancelling" fördern die Bildung von DHEA. Auch regelmäßiger Sport hilft, die Hormonbildung anzukurbeln. Diese Maßnahmen, zusammen mit einer Ergänzung von fehlendem DHEA, sorgen für ein langsameres Altern. In den USA ist DHEA als Jugendlichkeitshormon hoch angesehen und Millionen von Menschen nehmen dieses Hormon ein – da es ein vom Körper natürlich gebildeter Stoff ist, ist es in den USA frei verkäuflich. In Deutschland, Österreich und der Schweiz ist DHEA hingegen verschreibungspflichtig und nur in Apotheken erhältlich. Trotz der vielen positiven Eigenschaften empfehle ich Ihnen, DHEA nur dann zu ergänzen, wenn ein wirklicher Mangel vorliegt – und auch dann nur nach Absprache mit Ihrem Arzt oder Therapeuten.

Progesteron – das Wohlfühlhormon

Progesteron oder auch Gelbkörperhormon genannt, ist ein Hormon, das ebenfalls eine Schlüsselrolle im Hormongeschehen einnimmt. Bei Frauen sorgt es während einer Schwangerschaft für das Wohlbefinden von Mutter und Kind. Aber auch für Männer ist es wichtig: Als Vorläuferhormon ist Progesteron für die Bildung von Cortisol, Testosteron und Östrogen unverzichtbar. Wie bei vielen anderen Hormonen auch wird die Wirkung von Progesteron immer noch unterschätzt.

Progesteron hat einen ausgeprägt positiven Einfluss auf unser Gehirn. Es wirkt antidepressiv, schützt die Nervenstränge, ist gut für das Gedächtnis, die Konzentration und das Erinnerungsvermögen. Es beruhigt und sorgt für einen guten Schlaf. Zudem ist es wichtig für die Stabilität der Knochen, verlängert die Lebensdauer der Hautzellen, fördert die Kollagenbildung, ist gut gegen Faltenbildung, mobilisiert Energie aus Fett und fördert die Wasserausscheidung. Auf die Schilddrüse hat Progesteron eine unterstützende Wirkung. Durch ausreichend Progesteron verbessert sich der Fett- und Zuckerstoffwechsel und bietet dadurch einen Schutz vor Altersdiabetes.

Als Gegenspieler des Testosterons ist Progesteron bei Männern für die Gesunderhaltung der Prostata wichtig und bremst deren Wachstum. Bei Frauen ist es für das Zustandekommen und den Erhalt einer Schwangerschaft unerlässlich, da es die Gebärmutter auf den Empfang des Embryos vorbereitet.

Zwischen dem 30. und 40. Lebensjahr lässt die Bildung von Progesteron als eines der ersten Hormone nach. Dadurch kommt es bei vielen Frauen zu einem Ungleichgewicht zwischen Progesteron und Östradiol (einem Östrogen): Eine sogenannte Östrogendominanz ist die Folge. Progesteron ist der wichtigste Gegenspieler des Östradiols. Es hat einen regulierenden Einfluss auf Östradiol und wird benötigt, um dieses Östrogen „in Schach zu halten" bzw. auszubalancieren.

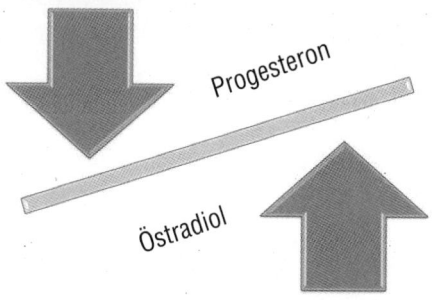

Abb. 7: Progesteron und Östradiol beeinflussen sich gegenseitig

Andererseits unterstützen sich diese beiden Hormone auch gegenseitig. Für die Interpretation von Progesteron ist deshalb nicht nur der absolute Progesteron-Wert entscheidend, sondern auch das Verhältnis (der Quotient) zu Östradiol. Da die Wirkung von Östradiol sehr stark ist, muss es immer durch genügend Progesteron ausbalanciert werden.

Der amerikanische Mediziner Dr. Philip Lee Miller schreibt in seinem Buch „Life Extension Revolution" über seine Erfahrungen Folgendes: „Jedoch ist die Beziehung zwischen Progesteron und Östrogen von höherer Wichtigkeit und aussagekräftiger als die einzelnen Ebenen der beiden Hormone. Bei meinen Patientinnen möchte ich zwischen zehn- und zwanzigmal so viel Progesteron wie Östrogen sehen (gemessen übers Blut)."

Über den Speichel gemessen, würde das ein Verhältnis von 1:100 bis 1:200 bedeuten.

Dr. Michael Galitzer, ein bekannter amerikanischer Anti-Aging-Arzt, spricht in Interviews mit der amerikanischen Autorin Suzanne Somers von folgenden Anteilen: Das Verhältnis von Östradiol zu Progesteron im Blut sollte idealerweise 5 bis 10 Mal höher sein, im Speichel sollte der Progesteronwert 50 bis 100 Mal höher sein als Östradiol.

Ein niedrigeres Verhältnis führt laut Dr. Galitzer zu einer Östrogendominanz.

Dr. John R. Lee, einer der Pioniere der natürlichen Hormontherapie, der wohl als einer der Ersten vor etwa 50 Jahren schon die große Bedeutung des Progesteron entdeckt hat, spricht sogar von einem Verhältnis von 1:300 im Speicheltest.

Ich schließe mich der Meinung von Dr. Miller an. In der Praxis hat sich ein Verhältnis von 1:100 bzw. 1:200 im Speichel herauskristallisiert. Ein Beispiel: Wenn Sie einen Östradiolwert von 3 pg/ml haben, sollte Ihr Progesteronwert mindestens bei 300 pg/ml liegen.

... zu wenig

Folgende Symptome können auf einen alterungsbedingten Progesteronmangel hindeuten

- Gesicht und Körper sind aufgeschwemmt
- der Körper hält Wasser zurück
- bei Frauen: geschwollene, schmerzhafte Brüste
- angespanntes, nervöses Gesicht
- plötzliche Aggressionen
- Depressionen
- Vergesslichkeit
- Konzentrationsstörungen
- Leistungsabfall
- Energiemangel
- nachlassende Libido
- Gewichtszunahme
- aufgetriebener Bauch mit Fettansammlung

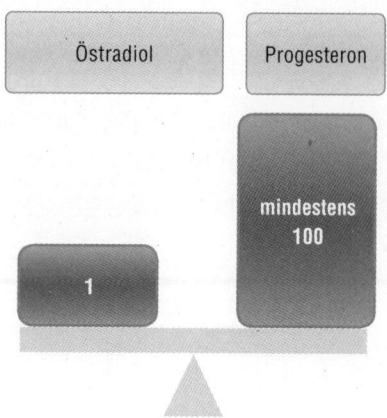

Abb. 8: Gesundes Verhältnis von Östradiol zu Progesteron im Speichel

... zu wenig

Dann kann es zu folgenden Beschwerden kommen:

- Herzrhythmusstörungen, Herzklopfen
- Schilddrüsenprobleme
- starke Kopfschmerzen, besonders vor der Periode
- Migräne Zysten in Brust und Eierstöcken
- Myome
- PMS (Prämenstruelles Syndrom)
- eine zu starke Periode
- Rückenschmerzen
- Blutdruckschwankungen
- Osteoporose

Bei **Frauen** können Gründe für einen zu niedrigen Progesteronwert mit Störungen beim Eisprung, wie z. B. Zyklen ohne Eisprung, in Zusammenhang stehen. Wenn kein Eisprung stattfindet, kann auch kein Gelbkörper gebildet werden. Weitere mögliche Gründe sind eine Schwäche des Gelbkörpers oder eine Unterentwicklung der Eierstöcke.

Ein dauerhaft zu niedriger Progesteronspiegel kann die Symptome einer Östrogendominanz nicht mehr regulieren.

Bei **Männern** kann es altersbedingt oder als Folge einer Unterentwicklung der Hoden zu einem niedrigeren Progesteronspiegel kommen und damit zu folgenden Symptomen:

- Probleme mit der Prostata
- Abnahme der Fruchtbarkeit
- Konzentrations- und Herzrhythmusstörungen
- fehlende psychische Ausgeglichenheit

Östrogene – nur nicht zu viel!

Der Name Östrogene bezeichnet eine Gruppe von Hormonen. Dazu gehören Östron , Östradiol und Östriol. Östradiol gilt als das wichtigste Hormon in dieser Gruppe.

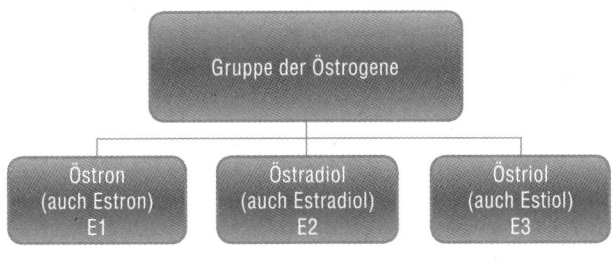

Abb. 9: Gruppe der Östrogene

Östron

(im Englischen auch als Estron oder als E1 bezeichnet) wird in den Eierstöcken, in der Nebennierenrinde und im Fettgewebe gebildet, wo es auch gespeichert wird. Aus ihm werden die beiden anderen Östrogene Östradiol und Östriol gebildet. Östron gewinnt nach der Menopause an Bedeutung, da die Eierstöcke dann nur noch wenig Östradiol produzieren. Es stammt dann vor allem aus der Umwandlung des Androstendions der Nebenniere und wird bei stark übergewichtigen Frauen vermehrt auch im Fettgewebe gebildet.

Östradiol

... zu wenig

Zwischen dem 42. und 55. Lebensjahr kommen die meisten Frauen in die Wechseljahre. Dies führt zu erheblichen hormonellen Veränderungen. Der Monatszyklus kann sehr unregelmäßig verlaufen. Bei sehr schlanken und zierlichen Frauen kommt ein Östradiolmangel häufiger vor. Der schnelle Abfall des Östrogens nach der Menopause ist beispielsweise ein Hauptgrund für einen raschen Knochenmasseabbau.

In dem Buch „Natürliche Hormontherapie" wird detailliert auf mögliche Symptome und die Behandlung typischer Wechseljahrbeschwerden eingegangen.

(im Englischen auch als Estradiol oder als E2 bezeichnet) ist der Hauptvertreter der Östrogene und das weibliche Fruchtbarkeitshormon. Es fördert den Aufbau der Gebärmutterschleimhaut zur Aufnahme der befruchteten Eizelle. Die ersten 10 bis 14 Tage im Zyklus einer Frau stehen unter dem Einfluss von Östradiol. Am 14. Tag, am Tag des Eisprungs, erreicht das Östradiol seine höchste Konzentration. In der zweiten Hälfte des Zyklus dominiert hingegen das Progesteron.

Östradiol fördert die gute Laune und den Enthusiasmus. Es weckt das sexuelle Verlangen und sorgt für eine gut befeuchtete Vaginalschleimhaut.

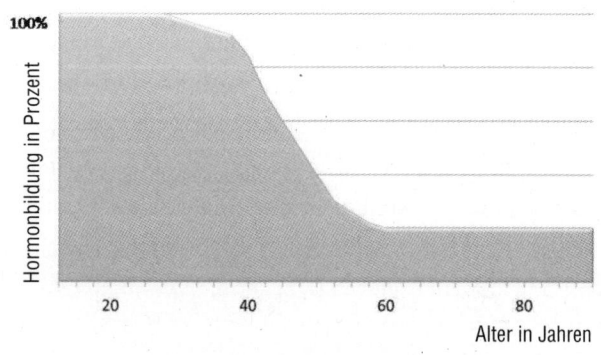

Abb. 10: Abnahme des Östrogenspiegels bei Frauen

Durch ausreichend Östradiol hat die Haut die Fähigkeit, Fett und Wasser zu speichern, was für eine glatte Haut und schöne Haare sorgt. Zusätzlich fördert es die Kollagenbildung. Östradiol steuert die Körpertemperatur und hilft beim Durchschlafen. Es schützt das Herz-Kreislauf-System, indem es die Gefäße elastisch hält, und beugt Osteoporose vor.

Auch bei **Männern** liegt eine mögliche Ursache für einen Östradiolmangel im Älterwerden begründet.

Typische Symptome eines Östradiolmangels sind:

- Hitzewallungen
- nächtliche Schweißausbrüche
- Stimmungsschwankungen
- trockene, dünne, schlaffe Haut
- feine Falten um den Mund und um die Augen
- Haarausfall, dünne Haare, Haarausfall am Scheitel
- Keine Lust mehr auf Sex, Schmerzen beim Geschlechtsverkehr

Im weiteren Verlauf kann es zu Herz-Kreislaufbeschwerden, Depression, Niedergeschlagenheit, Mutlosigkeit und Osteoporose kommen.

... zu viel

Erhöhte Östradiolwerte bei **Frauen** können während einer Behandlung mit östrogenhaltigen Medikamenten wie Pille, Hormonspirale oder HET (Hormonersatztherapie) auftreten. Hohe Östradiolwerte werden auch nach dem Eisprung und während einer Schwangerschaft gemessen.

Für **beide Geschlechter** gilt: Eine Östrogendominanz zusammen mit einem Mangel an männlichen Hormonen, dazu noch eine Schilddrüsenunterfunktion (Hypothyreose) sind häufige Ursache für eine Gewichtszunahme in der zweiten Lebenshälfte. Zu viel Östrogen erleichtert die Einlagerung von Fett ins Gewebe, wobei der Fettanteil bei Frauen und Männern grundsätzlich unterschiedlich ist. Der gesunde Fettanteil bei Frauen im mittleren Alter (45 Jahre) sollte zwischen 25 % und 30 % ihres Körpergewichts liegen, bei Männern zwischen 20 % und 25 %. Hier gilt: Je schwerer ein Mann ist, desto mehr Östrogene produziert er aus dem Fettgewebe.

Östrogendominanz =
Östradioldominanz

Der Mythos vom Östrogenmangel hält sich hartnäckig und immer noch sind die meisten Wissenschaftler davon überzeugt, dass die Beschwerden der Wechseljahre durch zu wenig Östrogen/Östradiol entstehen. An dieser Stelle möchte ich einen wichtigen Hinweis geben: Bei einer Östrogendominanz sprechen wir in der Regel von einer Dominanz des Östradiols. Wenn wir von Östrogenen sprechen, sollte man also immer differenzieren, von *welchem* Östrogen die Rede ist.

... zu viel

An welchen Symptomen erkennen Sie ein Zuviel an Östrogenen?

- Müdigkeit
- Wasseransammlungen im Körper und das Gefühl, aufgedunsen zu sein
- Gewichtszunahme, besonders am Bauch und im Hüftbereich
- Fettpolster, die nicht mehr weichen wollen
- eine Verminderung der Fettverbrennung
- Kopfschmerzen
- Gedächtnisverlust
- Libidoverlust
- Reizbarkeit
- Depression

Viele Frauen haben, bedingt durch Faktoren wie Übergewicht, Pille, Hormonspirale, Stress, Rauchen, falsche Ernährung, Östrogene im Fleisch, Hormone im Trinkwasser und petrochemische Produkte einen Östradiolüberschuss. Östrogene reichern sich durch schädliche Umwelteinflüsse aber nicht nur bei Frauen, sondern auch bei Männern an. *Wussten Sie, dass parfümierte Kosmetika oder regelmäßiger Bierkonsum zu einer Östrogendominanz beitragen können?* Östradiol, das zweite Hormon der Östrogene, wird problematisch, wenn es 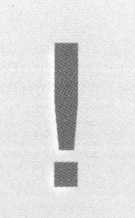 nicht durch seinen Gegenspieler Progesteron ausgeglichen wird.

Bei **Männern** kann es zu Verweiblichung kommen, mit unliebsamen Fettansammlungen rund um Bauch und Brust (und der Entwicklung einer „weiblichen Brust"). Auch Erektionsprobleme,

Zeugungsunfähigkeit und Prostatavergrößerung können durch eine Östrogendominanz entstehen.

Östriol

Östriol (Estriol oder E3) ist das anteilmäßig am häufigsten vorkommende Östrogen. Das optimale Verhältnis von Östriol und Östradiol liegt bei etwa 80:20.

Im Gegensatz zum Östradiol geht von Östriol kein Zellwachstum aus.

Östriol hält die Schleimhäute gesund und feucht und hat einen positiven Einfluss auf die Blase.

Während der Schwangerschaft spielt Östriol eine wichtige Rolle. Ein Mangel kommt relativ häufig vor, besonders bei ausbleibender Pubertät, bei magersüchtigen Mädchen oder auch bei Frauen, die Sport in extremer Form und Häufigkeit betreiben. In und nach den Wechseljahren verstärkt sich häufig ein Östriolmangel.

... zu wenig

Mögliche Hinweise für einen Östriolmangel:

- trockene Schleimhäute (z. B. Vagina, Nase, Mund)
- häufiges Räuspern
- Hitzewallungen
- Gebärmuttervorfall
- Reizblase

[EXKURS]
Menopause und Andropause

Als **Menopause** bezeichnet man den Zeitpunkt der letzten Menstruation. Die Hormonproduktion lässt mehr und mehr nach. Zunächst kommt es zu einem Rückgang des Progesterons, später auch der Östrogene. Die Wechseljahre beginnen bei der Frau in der Regel ab Mitte 40. Genau genommen leben Frauen heute also rund die Hälfte ihres Lebens postmenopausal, also jenseits der Wechseljahre.

Es gibt viele Frauen, die keinerlei Probleme mit den Wechseljahren haben, einige klagen über leichte Beschwerden. Ein Drittel aller Frauen aber haben starke bis sehr starke Beschwerden.

Typische Symptome sind:
- zunehmende Gereiztheit
- Schlafstörungen
- Hitzewallungen und Schweißausbrüche
- Herzrasen
- Schwindelgefühle
- Müdigkeit
- depressive Verstimmungen
- Elastizitätsverlust und plötzliche Alterung der Haut
- Übergewicht
- abnehmende Lust auf Sex
- schmerzhafter Sex durch zunehmende Trockenheit der Scheide
- zunehmender Juckreiz und Infektionen im Genitalbereich

Zum Glück sind wir solchen Problemen nicht hilflos ausgeliefert. Schon bevor sich Symptome manifestieren, können wir vorbeugend auf natürliche Weise dafür sorgen, dass unser Hormonspiegel nicht zu abrupt abfällt, um nicht in den Sog der Wechseljahrbeschwerden hineinzugeraten.

Für viele Ärzte scheint es so etwas wie eine männliche **Andropause** nicht zu geben, sind doch Männer bis ins hohe Alter zeugungsfähig. Tatsache aber ist, dass auch Männer in die Wechseljahre kommen. Beim Mann passiert der hormonelle Wechsel in der Regel 10 Jahre später und auch insgesamt langsamer als bei der Frau, doch ähnlich wie bei den Frauen verändert sich in dieser Lebensphase einiges, sowohl körperlich als auch psychisch.

Auch beim Mann sorgt die Abnahme der Hormone für manche unliebsame Überraschung:

- er nimmt plötzlich an Gewicht zu
- sein Fettstoffwechsel verlangsamt sich und seine Muskelkraft nimmt ab
- um die sportliche Figur zu halten und sich seine Muskelkraft zu bewahren, muss er viel Sport treiben
- die Prostata vergrößert sich
- nachts muss er öfter auf die Toilette
- die Lust nimmt ab und er „kann" vielleicht nicht mehr so, wie er es gewohnt war
- die Erektion lässt zu wünschen übrig
- dazu kommen Depressionen, das Gefühl der Sinnlosigkeit, das Gefühl, dem Leben nicht mehr gewachsen zu sein
- Schlafstörungen
- Leistungsabfall
- Blutdruckschwankungen
- Vergesslichkeit
- Haarausfall.

> Wahrlich keine guten Aussichten. Aber auch hier stehen die Männer der Situation nicht machtlos gegenüber, wie wir noch sehen werden.

Cortisol – das Stresshormon

Cortisol wird, wie DHEA, in der Nebennierenrinde gebildet und dort vorwiegend in der zweiten Nachthälfte produziert. Der höchste Wert von Cortisol wird deshalb direkt nach dem Aufwachen gemessen. Im Laufe des Tages fällt er immer mehr ab, was vollkommen normal ist.

Cortisol ist unser wichtigstes Stresshormon. Zusammen mit dem Hormon Adrenalin ist unser Organismus dadurch in der Lage, blitzschnell auf Gefahren zu reagieren: Ein Anstieg dieser beiden Hormone setzt sofort Energiereserven frei. Um den Körper schnell mit Sauerstoff und Nährstoffen zu versorgen, beschleunigt sich der Herzschlag. Blutdruck und der Blutzuckerspiegel steigen und verleihen dem Menschen die Kraft, die nötig ist, um der Gefahr zu begegnen. Die Wirkung von Cortisol hält dabei wesentlich länger an als die von Adrenalin. Dies führt in stressreichen Zeiten zu einem dauerhaft erhöhten Cortisolspiegel – und wie wir noch sehen werden zu vielen gesundheitlichen Risiken.

Cortisol wirkt regulierend auf den Fett-, Kohlenhydrat- und Eiweißstoffwechsel. Es wird auch als Glukokortikoid bezeichnet und sorgt dafür, dass im Körper ausreichend Glukose und damit Energie bereitgestellt wird. Cortisol wirkt entscheidend auf unsere Immunabwehr ein. Es ist stark entzündungshemmend und hält überschießende Immunreaktionen in Schach.

In jungen Jahren arbeitet die Nebenniere bei den meisten Menschen noch auf vollen Touren. Stress macht vielen jungen Menschen sogar richtig Spaß, sie sind energiegeladen, jedes Problem wird mit Schwung angegangen, die Stimmung ist gut und sie sind voller Zuversicht. Aber es gibt heute immer mehr Menschen, die über Jahre lang und gerade im höheren Lebensalter ständig unter Hochspannung zu stehen scheinen. Ihr Cortisolspiegel sinkt nicht mehr ab und ihr Gesicht gleicht mit der Zeit einem Vollmond. Ihre Nebennieren arbeiten fleißig, und je mehr Stress sie haben, desto wohler fühlen sie sich, aber dieses Wohlbefinden ist trügerisch.

Stress macht alt

Laut einer FORSA-Studie aus dem Jahr 2009 leiden acht von zehn Deutschen unter Stress, ein gutes Drittel sogar unter Dauerstress. Mittlerweile sind 50 bis 60 % der krankheitsbedingten Ausfälle im Berufsleben auf Stress zurückzuführen.

Aber was genau ist Stress eigentlich? Die Definition ist einfach: Alles, was wir über längere Zeit als belastend empfinden, ob es sich nun um innere oder äußere Einflüsse handelt, ist Stress. In immer mehr Zeitschriften und Fernsehsendungen wird das Thema aufgegriffen, meist unter der Überschrift „Burn-out". Bereits im Jahr 2005 brachte das Magazins FOCUS es in einem Bericht auf den Punkt: „Immer in Hektik, überall erreichbar? Die Gesellschaft verfällt dem Tempowahn. Wer sich vor dem Burn-out schützen will, braucht die richtige Anti-Stress-Strategie ...". Für viele Menschen gehört Stress zu einem modernen Lebensstil, er ist praktisch zur Normalität geworden. Stress kann einen zu Höchstleistungen antreiben, man ist motiviert, liebt Herausforderungen und den Wettbewerb. Adrenalin und Cortisol verhelfen uns kurzfristig zu einem schnelleren, erfolgreicheren und attraktiveren Leben. So scheint es zumindest ... Doch anhaltender

... zu viel

Ein dauerhaft erhöhter Cortisolwert birgt ebenso große gesundheitliche Risiken wie ein zu niedriger Cortisolspiegel. Er geht oft mit einer Gewichtszunahme und Fetteinlagerungen am Nacken und Bauch, mit Verdauungsstörungen und Bluthochdruck einher. Muskelabbau, Osteoporose, Schlafstörungen, Heißhungerattacken, gereizte Stimmung und Nervosität sind weitere Anzeichen.

Wenn der Cortisolspiegel chronisch erhöht ist, kommt es zu einem hohem Blutzuckerspiegel und einem ständig erhöhten Insulinspiegel, was auf Dauer zu einer Insulinresistenz und zu Diabetes führt. In weiterer Folge kann es zu Infektanfälligkeit und Immunschwäche kommen. Gestresste Menschen sind deshalb viel gefährdeter für Virusinfektionen, Erkältungskrankheiten, Grippe sowie Herpes und Atemwegserkrankungen. Zu viel Cortisolbildung kann das Gehirn frühzeitig altern lassen, das Erinnerungsvermögen beeinträchtigen und die Reaktionszeiten verkürzen. Außerdem hat sie einen negativen Einfluss auf die Bildung aktiver Schilddrüsen- und anderer Hormone.

Stress beschleunigt den Alterungsprozess rapide und auf vielen unterschiedlichen Ebenen.

Die hormonellen Veränderungen bei Dauerstress sind kompliziert und erscheinen auf den ersten Blick pardox, doch ein genauer Blick lohnt sich:

Bei Stress produziert die Nebenrinde anfänglich viel Cortisol. Es zeigt sich also ein *hoher Cortisolwert*. Wie weiter oben beschrieben, ist dies die völlig normale köperliche Reaktion, um kurzzeitigen Stress zu bewältigen und Energie freizusetzen. Durch Dauerstress verkehrt sich dieser Prozess ins Gegenteil um. Die Nebenniere kommt mit der Produktion von Cortisol nicht mehr nach. Eine Erschöpfung der Nebenniere (auch Adrenal Fatigue genannt) ist die Folge. Da die Nebennieren in dieser Phase zu wenig Cortisol produzieren, ist ein *Cortisolmangel* die Folge. Daneben sinken auch die Vorläuferhormone Progesteron und DHEA in dieser Zeit stark ab. Burnout und schließlich ein vollständiger Kollaps drohen. Wie wichtig Cortison ist, kann man daran ermessen, dass wir ohne Cortisol binnen weniger Tage sterben würden.

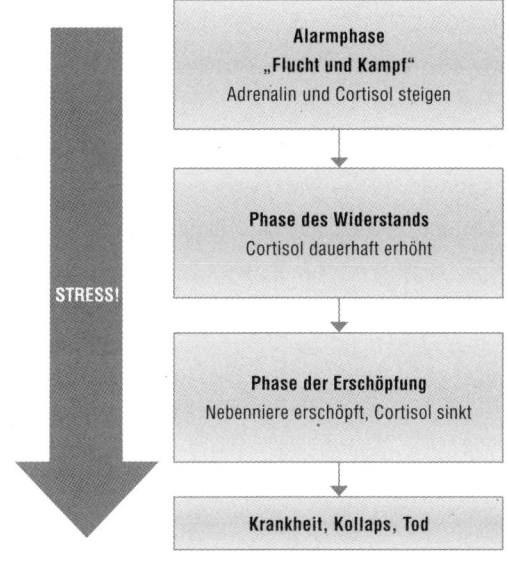

Abb. 11: Stress macht auf Dauer alt und krank!

Stress hinterlässt also unauslöschliche Narben in unserem Körper. Für jede stressige Situation muss der Körper büßen, indem er ein wenig schneller altert. Die meisten Menschen wissen nicht, was sie ihrem Körper mit Dauerstress zumuten. Auch wenn es für viele neben dem „negativen Stress" auch den sogenannten „positiven Stress" gibt, ist beides schlecht für den Köper, denn er kann leider zwischen „gutem" und „schlechtem" Stress nicht unterscheiden.

Normalerweise ist bei einem gesunden Menschen der Cortisolspiegel niedrig und der DHEA-Spiegel hoch. Dabei kommt es auch hier entscheidend auf das Verhältnis zwischen DHEA und Cortisol an. Der Wert von DHEA sollte ungefähr 15 Mal höher sein als der Wert von Cortisol. Wenn Sie aber dauerhaft ein Ungleichgewicht zwischen DHEA und Cortisol haben (zu viel Cortisol und zu wenig DHEA), altern Sie um vieles schneller, als Sie müssten, und öffnen vielen Krankheiten Tür und Tor.

Dauerstress ist unnatürlich

Unser Körper ist nicht dafür ausgelegt, auf Dauer mit einem erhöhten Level von Adrenalin und Cortisol zu leben. Die Ausschüttung von Adrenalin ist wichtig, um in Gefahrensituationen bestehen zu können, aber normalerweise hat jede Gefahr irgendwann ein Ende, und dann folgt eine Ruhephase, in der sich der Organismus von den Anstrengungen der Gefahrenabwehr erholen kann. Wenn der Körper aber ständig wie „unter Strom" steht, kann es zu nervösen Störungen bis hin zu Bluthochdruck kommen.

Die Folgen eines dauerhaft erhöhten Cortisolspiegels sind noch gravierender als ein zu niedriger: Von Herzkrankheiten, Diabetes, Depressionen, Lungenentzündungen bis hin zu einem völligen Zusammenbrechen unserer Immunfunktionen reicht das Spektrum der möglichen Krankheiten.

Burn-out hat auch körperliche Ursachen

Wie kommt es zum Burn-out? Bei einer plötzlichen Gefahr oder Stresssituation werden Adrenalin und auch schnell sehr viel Cortisol ausgeschüttet. Dauert die „Gefahr" länger, wiederholt sich die Hormonausschüttung. Die meisten Menschen merken nicht, dass sie unter Dauerstress stehen. Die Nebennieren versuchen lange Zeit, sich dem erhöhten Bedarf an Cortisol anzupassen. Irgendwann gelingt es dem Körper nicht mehr und das Gegenteil tritt ein, die Nebennieren erschöpfen sich. Ein gefährliches Hormonungleichgewicht entsteht. Der Mensch reagiert mit Überforderung und Gereiztheit. Von einem Burn-out spricht man, wenn es nach einer langanhaltenden Belastung physischer oder psychischer Art zu einem Zusammenbruch kommt.

Obwohl der Burn-out eine ernstzunehmende Erkrankung ist, werden die körperlichen Folgen, nämlich eine Ermüdung oder Insuffizienz der Nebennieren, von den meisten Ärzten nicht als solche erkannt.

Wie erkenne ich, dass mir ein Burn-out droht?

Wenn Sie sich ständig erschöpft und überfordert fühlen, nicht mehr ausreichend Schlaf finden, immer ungeduldiger werden und Ihre positive Lebenseinstellung verlieren, sind das schon gravierende Anzeichen eines beginnenden Burn-outs. "Viele von Burn-out gefährdete Personen glauben, sie müssten immer perfekt sein und es allen recht machen", sagt Prof. Andrea Pieter von der Deutschen Hochschule für Prävention und Gesundheitsmanagement in Saarbrücken.

Wir haben beim Burn-out gerne den typischen Workaholic vor Augen, aber mittlerweile betrifft das Problem die gesamte Bevölkerung – selbst Kinder sind durch Schule und schwierige Familienverhältnisse schon permanent gestresst. Auffallend ist auch, dass immer mehr jüngere Menschen unter einer Dauererschöpfung leiden. Viele von ihnen machen auch noch die Nacht zum Tage, was das Hormonsystem noch mehr durcheinanderbringt.

... zu wenig

In den allermeisten Fällen kommt es durch chronischen Stress zu einem Mangel an Cortisol. Erste Anzeichen eines zu niedrigen Cortisolspiegels ist häufig Verwirrtheit und das Gefühl, nicht mehr klar denken zu können. Der Kopf ist „wie leer", man ist unaufmerksam und kann sich schlecht erinnern. Kommen dann noch Leistungsverlust, das Gefühl ausgebrannt zu sein, schnelle Ermüdung, fehlende Begeisterung, Antriebslosigkeit und gesteigerte Reizbarkeit dazu, kann das ein Hinweis auf eine Schwächung der Nebenniere sein.

Wir wollen alles im Griff haben, alles gut machen und können lange nicht zugeben, dass uns das Leben in dieser Form zu viel wird. Vermeintlich ist es uns nicht möglich, an der Situation etwas zu verändern. Wir glauben, dass wir nicht einfach aussteigen können. Wir sind überzeugt, dass unsere Karriere und unser Weiterkommen davon abhängig sind, dass wir weiter funktionieren. Und dabei vergessen wir unseren Körper, der all dies ausbaden muss.

Weitere Anzeichen, die auf einen Cortisolmangel hinweisen:

- Herzklopfen bei der geringsten Belastung
- schneller Puls
- niedriger Blutdruck
- Benommenheit und Schwindel
- enorme Müdigkeit
- plötzlicher Heißhunger auf scharf Gewürztes oder Süßes
- Unterzuckerung (Hypoglykämie)
- Appetitverlust
- Verdauungsstörungen, Übelkeit, Erbrechen, abwechselnd Durchfall und Verstopfung
- dünner Oberkörper, abgemagerte Figur
- Zunahme von Infekten, Allergien, Asthma
- Hautausschläge, Hautpigmentierung und unerklärlicher Haarausfall
- schmerzhafte Gelenkbeschwerden
- Schmerzempfindlichkeit
- Schübe von Fieber, chronische Entzündungen
- verminderte Stressresistenz

[Selbsttest]
Einige Fragen, die Sie sich stellen sollten

Sind Sie oft grundlos müde, erschöpft oder ausgelaugt und dabei trotzdem überdreht?	☐ Ja ☐ Nein
Leiden Sie unter Stress und machen Sie sich häufig Sorgen?	☐ Ja ☐ Nein
Haben Sie das Gefühl, dass Sie mit den Anforderungen des Lebens nicht mehr so gut klarkommen?	☐ Ja ☐ Nein
Fühlen Sie sich oft überfordert?	☐ Ja ☐ Nein
Rasten Sie schnell aus?	☐ Ja ☐ Nein
Kommen Sie morgens nicht aus dem Bett, fühlen sich müde und antriebslos?	☐ Ja ☐ Nein
Ist Ihr Blutdruck zu niedrig?	☐ Ja ☐ Nein
Leiden Sie unter Mobbing am Arbeitsplatz?	☐ Ja ☐ Nein
Sind Sie mit Ihrer Arbeit langsamer geworden und fallen Ihnen Entscheidungen zunehmend schwerer?	☐ Ja ☐ Nein
Haben Sie Ihren Arbeitsplatz verloren?	☐ Ja ☐ Nein
Macht Ihnen Ihre finanzielle Situation zu schaffen?	☐ Ja ☐ Nein

Erleben Sie wiederkehrende Enttäuschungen (unglückliche Ehe, alleinerziehende Mutter)?	☐ Ja ☐ Nein
Haben Sie kaum noch Lust auf Sex?	☐ Ja ☐ Nein
Bemerken Sie eine Verschlechterung Ihrer Beschwerden durch einseitige Ernährung (Fast Food)?	☐ Ja ☐ Nein
Trinken Sie viel Kaffee, Cola, Energydrinks etc., um durchzuhalten?	☐ Ja ☐ Nein
Haben Sie plötzlich Heißhunger auf Süßes?	☐ Ja ☐ Nein
Müssen Sie ständig irgendetwas essen?	☐ Ja ☐ Nein
Haben Sie ein starkes Verlangen nach Salz?	☐ Ja ☐ Nein
Haben Sie aus unerklärlichen Gründen zugenommen?	☐ Ja ☐ Nein
Haben Sie Schwierigkeiten, sich nach einer Anstrengung rasch zu erholen?	☐ Ja ☐ Nein
Leiden Sie unter Schwindelgefühlen beim Aufstehen?	☐ Ja ☐ Nein
Leiden Sie unter Tinnitus? (Ohrgeräusche)	☐ Ja ☐ Nein
Geht es Ihnen abends oft besser?	☐ Ja ☐ Nein

Beobachten Sie eine Verschlechterung Ihrer Symptome vor der Periode?	☐ Ja ☐ Nein
Leiden Sie unter Allergien, Haut- irritationen oder Hautverfärbungen?	☐ Ja ☐ Nein
Haben Sie das Gefühl, dass Ihr Immunsystem angeschlagen ist?	☐ Ja ☐ Nein
Hatten Sie in letzter Zeit wiederkehrende Infekte? Bronchitis, Lungenentzündung? Geschwollene Knöchel?	☐ Ja ☐ Nein
Leiden Sie unter unerklärlichen Nacken- und Rückenschmerzen?	☐ Ja ☐ Nein
Kommen Sie nach einer Erkrankung schlecht wieder auf die Beine?	☐ Ja ☐ Nein
Haben Sie das Gefühl, dass es seit einem einschneidenden Ereignis in Ihrem Leben nicht mehr so ist wie vorher (z. B. Tod eines geliebten Menschen, Unfall, Narkose)?	☐ Ja ☐ Nein

Wenn Sie mehrere dieser Fragen mit „Ja" beantworten müssen, dann ist die Wahrscheinlichkeit hoch, dass Sie an einer Schwäche der Nebennieren leiden.

Was können Sie tun?

Finden Sie heraus, ob Ihre Nebennieren noch richtig arbeiten: Ein Hormonspeicheltest kann hier Aufschluss geben. Im zweiten Teil dieses Buches gehe ich näher auf Möglichkeiten ein, Ihre Nebennieren aktiv zu stärken.

Testosteron – nicht nur für Männer gut

Testosteron ist *das* männliche Geschlechtshormon und ein wichtiges Anti-Aging Hormon. Es ist nicht nur für Männer wichtig, auch Frauen bilden Testosteron, wenngleich in geringerer Menge. Beim Mann bewirkt das Hormon die Reifung der Spermien und ist für die Entwicklung der männlichen Geschlechtsmerkmale verantwortlich. Junge Männer haben deshalb die höchsten Testosteronwerte. Testosteron und Dihydrotestosteron sorgen für eine gute Erektion. Ein ausreichender Testosteronspiegel sorgt bei beiden Geschlechtern für ein positives Lebensgefühl mit viel guter Laune, langanhaltender Energie, Spannkraft, Ausdauer und Leistungsfähigkeit. Auch die Durchsetzungskraft und die Lust auf Sex werden durch genügend Testosteron gesteigert. Die Stressresistenz nimmt zu. Man kann seine Bedürfnisse mit Nachdruck und auch aggressiv durchsetzen. Testosteron verbessert die Knochendichte und ist gut für das Herz, besonders für den Herzmuskel. Insgesamt baut und stärkt Testosteron die Muskeln, reduziert Fett und Cellulite und strafft die Figur. Es ist wichtig für den Fettstoffwechsel und fördert die Fettverbrennung. Darüber hinaus schützt Testosteron vor Diabetes und unterstützt wichtige Funktionen im Gehirn wie Erinnerungsvermögen, Stimmung und Reduzierung von Ängsten.

Bei den meisten Männern kann man ab dem Alter von 45 Jahren erste Beschwerden aufgrund eines sinkenden Testosteronspiegels feststellen. In den USA, wo Anti-Aging und natürliche Hormonergänzung über viele Jahre sehr erfolgreich angewendet werden, ist es schon lange eine Tatsache, dass gerade eine Ergänzung mit natürlichem Testosteron die Gesundheit schützen und viel zu einer neu erwachten Lebensfreude beitragen kann.

Die meisten Mediziner in Europa reagieren meist nervös beim Thema Testosteron. Durch unverantwortliche Anwendung von Anabolika mit synthetischem Testosteron ist es zu Unrecht in Verruf geraten. Natürliches Testosteron hat überhaupt nichts mit diesen künstlichen Formen zu tun. Doch es ist sehr schwer, ein einmal bestehendes Vorurteil abzubauen. Dazu kommt die Angst vor Prostatakrebs: Tatsache ist jedoch, dass durch die Gabe von natürlichem Testosteron das Risiko für Prostatavergrößerungen und Krebs sogar sinken kann. In der Tat ist es so, dass Prostataerkrankungen genau zu dem Zeitpunkt anfangen, an dem der natürliche Testosteronspiegel zu sinken beginnt. Umgekehrt gilt: Die Prostata ist Beobachtungen zufolge dann am gesündesten, wenn die Testosteronproduktion am höchsten ist. Anders macht es auch keinen Sinn, denn wenn es stimmt, dass ein hoher Testosteronspiegel das Krebsrisiko erhöht, was machen all die jungen Männer, die in ihrer Jugend nur so vor Testosteron strotzen? Sind sie alle krebsgefährdet?

... zu wenig

Ein sinkender Testosteronspiegel im Alter führt bei Frauen und Männern zu:

- Antriebslosigkeit
- Müdigkeit
- schwacher körperlicher Kondition
- mangelnder Kreativität
- Nachlassen der Muskelkraft
- Energieverlust
- fehlendem Spaß an Sport und Sex; kommt noch großer Stress hinzu, herrscht meistens „Flaute" im Bett
- Erschlaffen des Gewebes
- hängender Gesichtsmuskulatur
- Faltenbildung um Mund, Wangen und die Augen
- blasser Gesichtsfarbe
- Mangel an Selbstbewusstsein
- Angstzuständen
- großer Empfindlichkeit und Reizbarkeit
- Neigung zu Übergewicht
- bei Männern: Ansatz einer weiblichen Brust und spärlicher Behaarung
- bei Männern: gestörter Erektionsfähigkeit und Prostataproblemen

Neueste Forschungen zeigen, dass der wahre Schuldige einer Prostatadysfunktion in einem Absinken des Testosterons in Kombination mit einem Anstieg des Östrogens zu finden ist. Tatsache ist, dass Männer über 50 teilweise einen Östrogenspiegel haben, der höher ist als der von gleichaltrigen Frauen. Auch bei Männern zeigen sich Symptome der Östrogendominanz und auch für sie gilt es, die Ursachen dafür herauszufinden. Zu viel Östrogen im männlichen Körper kann das Risiko für Herzinfarkt und Schlaganfall erhöhen, zu einer Vergrößerung der Prostata führen und darüber hinaus auch noch die Bildung von Testosteron im Hoden unterdrücken. Wie DHEA kann auch Testosteron durch das Enzym Aromatase in Östrogen umgewandelt werden. Umgekehrt kann aus Östrogen aber kein Testosteron gebildet werden. Bei Übergewichtigen ist das Enzym im Fettgewebe besonders aktiv. Die Folge ist ein Testosteronmangel.

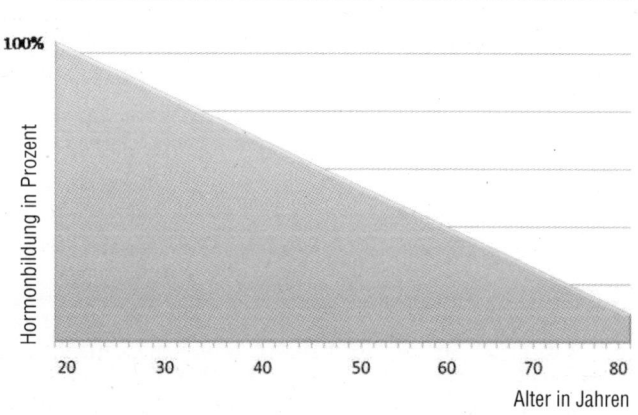

Abb. 12: Entwicklung des Testosteronspiegels beim Mann

In jungen Jahren haben Männer in der Regel 80 bis 120 Mal so viel Gesamttestosteron wie Östrogen. Das Verhältnis von freiem

Testosteron zu Östradiol sollte idealerweise < 1 sein. Daher ist es gerade für Männer ab einem Alter von 50 Jahren besonders wichtig, neben dem Wert von Testosteron auch ihren Östradiolwert testen zu lassen.

Was ist der Schlüssel zu einer erfolgreichen Testosteronsteigerung?

Verwenden Sie ausschließlich bioidentisches, homöopathisch potenziertes Testosteron oder pflanzliche Stoffe, die die Testosteronbildung anregen. Bioidentisches Testosteron kann nicht als Pille eingenommen werden. Mögliche Formen der Anwendung sind Gels, Cremes, Pflaster oder Hormonglobuli, die man unter die Zunge legt (sublingual). Regelmäßiger Sport stimuliert die Testosteronbildung und ist gleichzeitig eine milde Hormontherapie, da er auch für die Bildung anderer Hormone wichtig ist. Der Umbau von 5 kg Fett in Muskelmasse erhöht die körpereigene Testosteronbildung um etwa 30%!

... zu viel

Bei **Männern** zeigt sich zu viel Testosteron in aggressivem Verhalten, starker Muskelkraft, verstärktem Bartwuchs und Akne während der Pubertät. Erhöhte Werte von Testosteron können auf eine verminderte Insulinresistenz hinweisen.

Bei **Frauen** führt ein Zuviel an Testosteron zu einer „Vermännlichung": Dies zeigt sich in einem kantigen Körperbau, einem gesteigerten Haarwuchs am gesamten Körper sowie einem deutlichen Bartwuchs. Andere Anzeichen können eine tiefere Stimme sein, aggressives Verhalten und ein Ausbleiben der Regelblutung. Exzessiver Sport kann für einen hohen Testosteronspiegel mitverantwortlich sein.

[Exkurs]
Sexualität und Partnerschaft

Warum nehmen im Laufe der Zeit das Verlangen und die Gefühle beim Sex ab? In der Praxis hört man oft Sätze wie „Eigentlich hätte ich gern mehr Sex, aber ich empfinde keine Lust mehr" oder „Während des Verkehrs habe ich nicht mehr die gleichen schönen Gefühle wie früher". Die Anforderungen im Beruf und Alltag sind so groß und vielfältig, dass abends nur noch das Bedürfnis nach Ruhe herrscht. Lustgefühle kommen oft vollständig zum Erliegen und vielen Menschen ist das Buch auf dem Nachttisch näher als der Partner neben ihm.

Im Alter nimmt nicht nur die Produktion wichtiger Sexualhormone ab, auch das körperliche Verlangen nach Sex schwindet. Wenn wir als Menschen körperlich nicht mehr fit und gesund genug sind, um uns fortzupflanzen, kann es sein, dass die Natur sich selbst schützt, indem sie dafür sorgt, dass keine Nachkommen mehr gezeugt werden, weil diese dann eine schlechte Überlebenschance hätten. Vielleicht ist dies mit ein Grund für die nachlassende Lust und die immer häufiger auftretende Impotenz.

Untersuchungen zeigen, dass der Testosteronspiegel bei 40-jährigen Frauen nur noch halb so hoch ist wie bei einer Frau in den Zwanzigern. Ähnlich sieht es mit den anderen Geschlechtshormonen DHEA, Östrogen und Progesteron aus. Es kommt vor, dass die DHEA-Bildung, immerhin ein wichtiges Vorläuferhormon für Testosteron, fast vollständig zum Erliegen kommt. Bei einer Testosteronergänzung können die Lust und die Gefühle wieder zurückkehren, denn das Hormon ist ausschlaggebend für die Durchblutung der Genitalien und für das Empfindungsvermögen der Klitoris und des Penis.

Eine trockene, dünne, beim Verkehr schmerzende Vagina ist ein weiterer Lustkiller. Hier kann eine Ergänzung mit Östriol (E3) die Lösung sein.

Viele Frauen in den Wechseljahren schlafen nur noch stundenweise. Dazu kommen Hitzewallungen, Müdigkeit, Kopfschmerzen, schlechte Laune und ein immer dicker werdender Bauch – wahrlich keine gute Ausgangssituation für romantische Stunden.

Männer geraten immer stärker unter Erwartungsdruck. Lustlosigkeit und Erektionsprobleme nehmen zu, was für viele Männer ein weiterer Stressauslöser ist.

Geht ein Mensch mit sexuellen Problemen zum Arzt, werden ihm als Mann Viagra oder als Frau gerne künstliche Hormone, Schlaftabletten und Antidepressiva verschrieben. Aber bei nachlassender Hormonbildung gibt es eine bessere Lösung, um sexuelle Gefühle und eine verlässliche Erektion wiederzuerlangen: bioidentische Hormone. Für viele Menschen endet damit die lange Suche und Lebensfreude und Lebensqualität kehren wieder zurück.

Ist also Stress der Sexkiller Nr. 1 oder sind es doch die Hormone? Die Wahrheit ist: Es besteht ein Zusammenhang zwischen beiden. Wie Sie bereits wissen, hängen Stress und Hormonbildung eng zusammen.

Liebe oder der Zustand des Verliebtseins scheint die Menschen zu verjüngen. Verliebte haben eine positive Ausstrahlung, sind optimistisch und glücklich. Egal, wie alt ein Mensch ist: Sich zu verlieben ruft einen Ausnahmezustand hervor, an dem eine Vielzahl von Hormonen und anderen Botenstoffen beteiligt sind. Diese Botenstoffe werden im Gehirn ausgeschüttet und können zum Teil auch sehr widersprüchliche Gefühle erzeugen: Euphorie, Glück, vermehrte Energie und Motivation, Sehnsucht, aber auch Nervosität, Ängste und Panik. Interessant ist, dass bei Verliebten Serotonin, eigentlich ein Glücksbotenstoff, auf ein extrem niedriges Niveau fallen kann und nicht, wie zu vermuten wäre, immer weiter ansteigt. Ein Mangel an Serotonin verstärkt die emotionale Überempfindlichkeit. Daraus können sich dann Ängste, Depressionen und Panikattacken entwickeln. Dies erscheint auf den ersten Blick paradox. Donatella Marazziti, eine italienische Wissenschaftlerin, vertritt in ihrem Buch „La natura dell'amore" folgende Theorie: Verliebte sind auf ihr Objekt der Begierde so fixiert, wie man dies so ähnlich nur bei Zwangsneurotikern kennt. In beiden Fällen ist der niedrige Serotoninspiegel auffällig.

Bei Verliebten werden die Hormone Dopamin, Oxytocin, Vasopressin und Adrenalin in großer Menge ausgeschüttet. Sie erzeugen Glücksgefühle, Aufregung und Euphorie. Das Hormon Oxytocin, auch bekannt als Kuschelhormon, fördert die Lust auf Sex, steuert die Intensität des Orgasmus und erzeugt ein Gefühl der engen Verbundenheit, wie es auch zwischen einer stillenden Mutter und ihrem Baby entsteht.

Wachstumshormon HGH – das Anti-Aging-Hormon

Das sogenannte Wachstumshormon hat verschiedene Namen, der gebräuchlichste ist HGH, das steht für „Human Growth Hormone" oder auch Somatotropin. Wachstumshormone werden in der Hypophyse gebildet und während der ersten Schlafphase ausgeschüttet, wo sie nach kurzer Zeit in die Leber gelangen und dort in Somatomedin-C umgewandelt werden. Ein anderer Ausdruck für Somatomedin-C ist IGF-1 (insulinartiger Wachstumsfaktor 1). Die Begriffe können einen schon verwirren: Ich werde es der Einfachheit halber HGH nennen. Den Namen hat das Hormon, weil es in der Pubertät für das schnelle Wachstum zuständig ist. Allerdings wird es auch nach der Pubertät vom Körper weiter gebildet, um einen festen, starken, muskulösen Körper zu erhalten. Wachstumshormone sind für unsere Gesundheit, Vitalität und das jugendliche Aussehen entscheidend und gewinnen deshalb in der Präventiv- und Anti-Aging-Medizin eine immer größere Bedeutung. HGH ist an vielen Stoffwechselvorgängen beteiligt: Es fördert den Einbau von Aminosäuren und Eiweiß in die Zelle und steuert somit alle Prozesse, die zum Aufbau von Organen und zur Regeneration von Zellen gebraucht werden. Nachts und bei Dunkelheit wird durch die Bildung des Schlafhormons Melatonin die Ausschüttung von HGH stimuliert. Über Somatomedin-C entfaltet HGH seine vielfältigen biologischen Wirkungen und hat mit Somatomedin-C das größte Potenzial, um den Körper jugendlich zu erhalten.

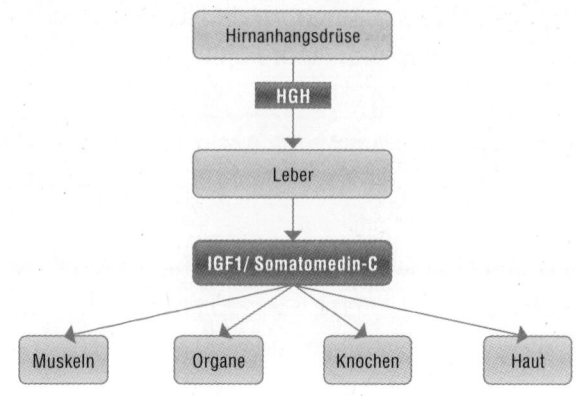

Abb. 13: Der Einfluss von HGH auf unseren Körper

Das Hormon hat eine ganze Reihe positiver Eigenschaften.

HGH ...

- ist während der Pubertät für ein schnelles Wachstum verantwortlich
- verjüngt jede Zelle im Körper
- fördert Fettabbau und Muskelaufbau
- senkt zu hohe Cholesterinwerte
- steigert die Energie, chronische Müdigkeit verschwindet,
  Optimismus und Motivation nehmen zu
- stärkt Knochen, Knochendichte und Gelenkknorpel
- verbessert die mentale Klarheit und das Erinnerungsvermögen
- fördert die Wundheilung
- verbessert die Lebensqualität und erhöht die Lebensdauer
- kann alternder Haut wieder ein jugendlicheres Aussehen
  zurückbringen; Hautdicke, Elastizität und Faltenbildung
  werden positiv beeinflusst
- stoppt Haarverdünnung und Haarausfall.

- stärkt die Herzfunktionen und den Herzmuskel
- verbessert den Schlaf
- verbessert das Immunsystem
- reduziert die Häufigkeit von Erkrankungen
- aktiviert den Stoffwechsel
- steigert die Lust und die Libido

Doch auch die Bildung von HGH nimmt ab dem 20. Lebensjahr kontinuierlich ab. Ein 60-Jähriger hat oft nicht einmal mehr ein Viertel des einmal gemessenen Wertes seiner Jugendzeit.

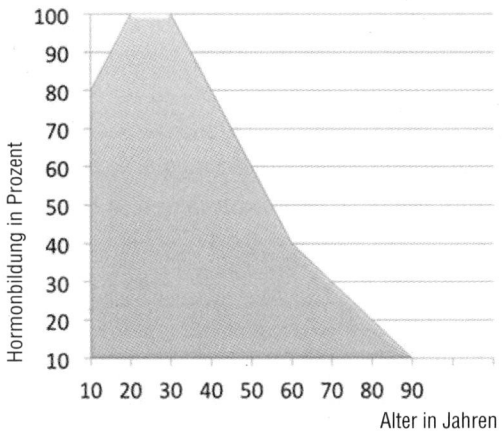

Abb. 14: Abnahme der HGH-Produktion im Alter

In den USA lassen sich wohlhabende Amerikaner das sehr teure HGH als tägliche Spritze geben. Die Ergebnisse sind laut Aussagen amerikanischer Anti-Aging-Ärzte sehr zufrieden stellend. Zu Beginn dieser speziellen Hormontherapie mit HGH waren die Dosierungen jedoch sehr hoch und es traten Nebenwirkungen auf, wie zum Beispiel das Karpaltunnelsyndrom, eine Tendenz zu Diabetes, Brustbildung bei Männern und Flüssigkeitsansammlungen. Heute kann man die Dosierung von HGH so individuell an den

Organismus anpassen, dass Nebenwirkungen nicht zu befürchten sind. Auch die Angst, die bei jeder Hormonergänzung mitschwingt, hat sich nicht bestätigt. Anwender berichten von einer verbesserten Immunabwehr und einer beschleunigten Heilung von Krankheiten.

Aber ist das wirklich ein gangbarer Weg und wer kann sich auf Dauer solch eine teure Behandlung leisten? Davon ganz abgesehen, gibt es in Mitteleuropa nur sehr wenige Ärzte, die diese Therapie anbieten. Sind Spritzen wirklich die einzige Möglichkeit, auch im Alter die Vorteile von HGH zu genießen? – Keine Sorge, wir werden sehen, dass es Alternativen gibt, die körpereigene Produktion des Hormons zu stärken.

HGH besteht aus 191 Aminosäuren. Im Verdauungstrakt bleiben diese langkettigen Aminosäuren in ihrem Original nicht erhalten, sie werden aufgrund von Magensäure und Enzymen aufgebrochen. Das ist der Grund, weshalb Ergänzungen von HGH in Form von Pillen oder Tropfen nicht wirken. Es wird diskutiert, ob Sprays, die aus einer homöopathischen Zusammensetzung bestehen, wirken. Es gibt spezielle Aminosäurenkomplexe, die als Spray angewendet werden und durch eine bestimmte Technologie direkt in den Blutstrom gelangen, ohne von der Magensäure zerstört zu werden. Sie steigern die körpereigene

... zu wenig

Mögliche erste Anzeichen eines verminderten HGH-Spiegels:

- häufige Stimmungstiefs
- nachlassende Gedächtnisleistung und schlechter Schlaf
- Haut und Haare werden immer dünner
- Lider und Wangen fangen an zu hängen
- die Lippen werden schmal
- das Zahnfleisch bildet sich zurück
- der ganze Körper wirkt schlaffer, fast „welk"
- Muskeln an Schultern und Po sind kaum noch zu sehen
- Gewichtszunahme durch erhöhte Fett- und Insulinresistenz stellt sich ein
- der Cholesterinspiegel steigt an
- schlechtere Wundheilung
- Zunahme von Osteoporose ist möglich

Produktion von IGF-1 und IGFBP-3, zwei wichtigen Markern für die Bildung von HGH. Bezugsquellen dieser Sprays finden Sie im Anhang.

Es gibt auch zwei **natürliche Substanzen**, die helfen, den HGH-Spiegel zu steigern. Dabei handelt es sich um Gelée Royale und Velvet Antler. Auch hierzu später mehr.

Hochwertige Eiweiße und die essenziellen Aminosäuren tragen zur Bildung von Hormonen bei, auch von HGH. Die Aminosäuren L-Arginin und L-Ornithin stimulieren in Kombination mit einem intensiven Bewegungstraining die Bildung von HGH und seinem Umwandlungsprodukt IGF-1 (Somatomedin-C).

[Exkurs]
HGH, Insulin und die Rolle der Zeit

Als Gegenspieler des Insulins spielt HGH mit zunehmendem Alter eine immer größere Rolle, da Insulin bei vielen Menschen stark ansteigt, HGH dagegen stark absinkt. Wenn die natürliche Bildung von HGH nachlässt, können Sie nachhelfen: Essen Sie abends wenig und nicht zu spät. Und achten Sie darauf, nur Nahrungsmittel zu sich zu nehmen, die die Insulinbildung nicht anregen, denn Insulin unterdrückt die körpereigene HGH-Produktion. Meiden Sie also Brot, Reis, Kartoffeln, Nudeln, Süßigkeiten und Alkohol und wählen Sie stattdessen Fisch, Fleisch und Gemüse für Ihr Abendessen aus.

Pregnenolon – das Gedächtnishormon

Pregnenolon ist ein Vorläuferhormon für zahlreiche Hormone wie Progesteron und DHEA und unterstützt andere Hormone. Es kann auch die Bildung von Progesteron sanft steigern und dadurch für ein ausgeglichenes Verhältnis zwischen einem zu hohen Östradiol- und einem zu niedrigen Progesteronwert sorgen. Bisher ist es noch wenig erforscht, könnte aber eine ähnlich wichtige Rolle einnehmen wie das Progesteron.

... zu wenig

Ein zu geringer Pregnenolonspiegel verursacht

- abnehmende Gedächtnisleistung und Konzentrationsfähigkeit
- Stress
- Depression
- Müdigkeit
- schwache körperliche Konstitution
- erhöhte Anfälligkeit für Krankheiten
- reichlichen Harnfluss
- Gelenkschmerzen

Ein ausreichend hoher Pregnenolonspiegel:

- bekämpft die Folgen von Stress und Müdigkeit
- senkt den Cholesterinspiegel
- schützt Herz und Arterien
- verbessert die Leistung des Gehirns, die Konzentration und das Erinnerungsvermögen (Schutz vor Alzheimer)
- lässt Selbstvertrauen und Vertrauen ins Leben ansteigen
- erhält die Leistungsfähigkeit trotz schlechter Lebensführung, z.B. wenig Schlaf

Schilddrüsenhormone geben den Takt vor

Die Wirkung der Schilddrüse auf unsere Körperzellen ist enorm. Die Schilddrüse reguliert unter anderem den Stoffwechsel, sorgt für eine ausgeglichene Energiebilanz und ist ein wichtiger Taktgeber für die Produktion der Sexualhormone. Sie produziert die Hormone T4 (Thyroxin) und T3 (Trijodthyronin) und Calcitonin. Kontrolliert wird die Aktivität der Schilddrüse durch den Hypothalamus und die Hypophyse und über die Freisetzung von TSH (Thyreoidea-stimulierendes Hormon).

Auch die Schilddrüsenhormone erleiden das gleiche „Schicksal" wie die anderen Hormone: Die Hormonausschüttung wird ab dem Erwachsenenalter von Jahr zu Jahr weniger und die Aktivität der Schilddrüse nimmt ab. Ein Mangel an Schilddrüsenhormonen führt zu einem Anstieg von Cholesterin, Proteinen, Wasser und Salz im Körper. Schilddrüsen- und Geschlechtshormone beeinflussen sich zudem gegenseitig. T4 (die inaktive Vorstufe) gelangt in die Leber, wo sie in aktives T3 umgewandelt wird und sich, wenn es sich von seinem Trägermolekül lösen kann, mit speziellen Rezeptoren verbindet, die wiederum spezielle Stoffwechselvorgänge und die Energiegewinnung in den Zellen auslösen. Hat die Schilddrüse zu wenig Bausteine beziehungsweise Nährstoffe für die Bildung neuer Proteine, oder ist die Durchblutung mangelhaft, zieht das eine Reihe weiterer Störungen nach sich: Es kann zu schweren Störungen der Schilddrüse und einem Sauerstoffmangel der Zellen kommen – ein Teufelskreis beginnt. Produziert der Körper nicht genügend oder zu viel TSH, ist eine Unter- oder Überfunktion der Schilddrüse die mögliche Folge. Aber auch eine Fehlfunktion, Schilddrüsenvergrößerung (Struma) und Entzündungen kommen vor. Stress beeinflusst auch die Schilddrüse negativ. Durch die zunehmende Umweltbelastung, z. B. durch

Amalgamfüllungen, Fluor im Wasser sowie eine ansteigende Strahlenbelastung, sind weitere Probleme mit der Schilddrüse auf dem Vormarsch.

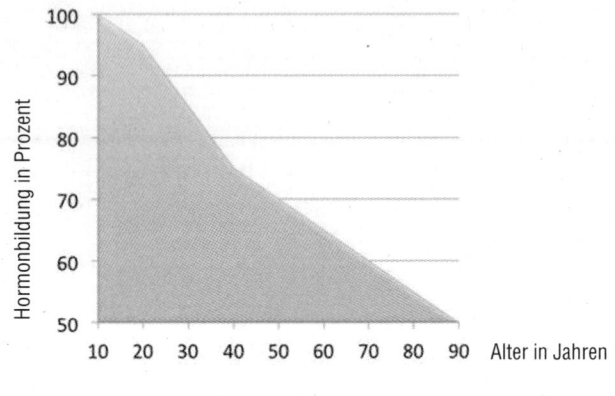

Abb. 15: Abnahme der Schilddrüsenhormone im Alter

Im Nachhinein ist oft schwer festzustellen, welche Hormongruppe zuerst gestört wurde. Durch zu viel Östrogen wird die Wirkung der Schilddrüsenhormone behindert. Progesteron bewirkt das Gegenteil. Trotz normaler T3- und T4-Serumwerte kann der TSH-Spiegel erhöht sein, was auf einen Bedarf an Schilddrüsenhormonen hinweist. Für eine korrekte Beurteilung der Schilddrüsen reichen die heute durchgeführten Tests oft nicht aus.

In den USA geht man in Fachkreisen mittlerweile davon aus, dass über 40% aller Patienten einer Allgemeinarztpraxis eine Schilddrüsenunterfunktion haben und diese oft unentdeckt bleibt. Laboruntersuchungen zeigen häufig keine Auffälligkeiten, obwohl erste Anzeichen auf eine Unterfunktion hindeuten.

Es gibt eine zuverlässige und billige Methode, eine Unterfunktion festzustellen – die Hypothermie, d.h. eine Untertemperatur. Nach dem Aufwachen sollte frühmorgens die Temperatur unter der

Achsel gemessen werden. Liegt sie unter der normalen Körpertemperatur von 36,5 °C bis 37,4 °C, könnte das ein erster Hinweis auf eine Unterfunktion der Schilddrüse sein.

Melatonin – gut für den Schlaf

Melatonin reguliert den Tag-Nacht-Rhythmus und wird fast ausschließlich nachts in der Zirbeldrüse gebildet. Dunkelheit fördert die Bildung dieses Schlafhormons und stimuliert auch die Ausschüttung des Wachstumshormons HGH. Tageslicht hingegen hemmt die Melatoninausschüttung. Melatonin sorgt dafür, dass viele Stoffwechselvorgänge nachts zurückgefahren werden und die Körpertemperatur zurückgeht.

... zu wenig

Wenn Sie folgende Symptome an sich feststellen, könnte die Ursache in einer beginnenden Unterfunktion der Schilddrüse liegen:

- Sie schlafen schlecht, sind ständig müde, haben keine Energie, kommen morgens nicht aus dem Bett, tagsüber geht es besser, aber sobald Sie zur Ruhe kommen, werden Sie wieder träge und müde.
- Sie kämpfen mit einer Gewichtszunahme und haben Schwierigkeiten, das zugelegte Gewicht wieder zu verlieren.
- Schon der Gedanke an Sport erschöpft Sie.
- Sie leiden unter Verstopfung.
- Sie haben kalte Hände und Füße.
- Ihre Haut fühlt sich trockener an.
- Ihre Infektanfälligkeit nimmt zu.

Durch Melatonin wird dem Körper signalisiert, dass Schlafenszeit ist. Ohne ausreichend Melatonin fallen das Einschlafen und Durchschlafen schwer, der Schlaf ist oberflächlich und nicht erholsam, und auch das Aufstehen fällt schwer. Cortisol und Melatonin stehen in enger Wechselbeziehung. Der Cortisolspiegel sollte morgens am höchsten und in der Nacht am niedrigsten sein. Bei Melatonin ist es genau umgekehrt: Morgens ist er idealerweise niedrig und nachts hoch. Am höchsten klettert der Wert in der Zeit zwischen 2:00 und 3:00 Uhr morgens.

Wenn Sie sich abends aufregen, sich einer großen Anstrengung oder Stress aussetzen, kann die Melatoninproduktion verspätet einsetzen und zu Schlafproblemen führen. Melatonin ist ein wichtiges Anti-Aging-Hormon mit einer stark antioxidativen Wirkung. Es reduziert die Gefahr von Herz-Kreislauf-Erkrankungen, denn es schützt das Herz und die Arterien.

Auch bei diesem Hormon sieht man eine altersbedingte Abnahme des Hormonspiegels.

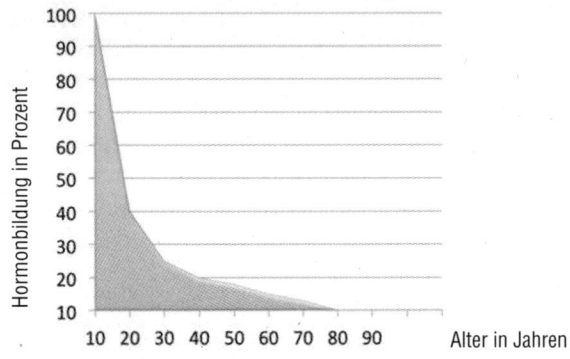

Abb. 16: Abnahme der Melatoninproduktion im Alter

Ein gestörter Melatoninspiegel tritt häufig als Folge von übermäßigem Stress, Schichtarbeit oder Jetlag auf. Antidepressiva, Betablocker, Schlaftabletten, Schmerzmittel (z.B. Aspirin oder Ibuprofen) stören die nächtliche Sekretion von Melatonin. Alkohol, Kaffee und ein Mangel an Mikronährstoffen wie Magnesium und die wichtigen B-Vitamine können die Melatoninproduktion ebenfalls beinträchtigen. Auch elektromagnetische Felder haben Einfluss auf die Melatoninbildung.

In den lichtarmen Wintermonaten bildet der Mensch generell mehr Melatonin, und dann kann es auch tagsüber zu höheren Melatoninwerten kommen: Das kann sich negativ auf die Stimmung auswirken, müde und träge machen. Das Aufstehen fällt noch schwerer, man friert schneller und Antriebsschwäche sowie Lustlosigkeit machen sich breit.

Melatonin kann problemlos über den Speichel gemessen werden. Bei richtiger Anwendung und Dosierung von Melatonin sind keine Nebenwirkungen bekannt. Die Wirkung von Melatonin unterscheidet sich sehr deutlich von Schlafmitteln: Deren dämpfende Wirkung auf das Gehirn kann nachts zu Schwindelgefühlen führen und auf Dauer abhängig machen.

... zu wenig

Äußere Zeichen eines länger anhaltenden Melatoninmangels sind:

- schnellere Alterung – man sieht älter aus, als man ist
- graue Haare und dunkle Augenringe
- allgemeine Schwäche
- irritiertes, aggressives Verhalten
- Ängstlichkeit

Serotonin – unser Wohlfühlhormon

Serotonin ist ein Neurotransmitter – ein wichtiger Botenstoff im Gehirn und im Zentralnervensystem. Es wird aus L-Tryptophan unter Beteiligung von Enzymen in mehreren Schritten aufgebaut. Aus der essenziellen Aminosäure Tryptophan wird 5-Hydroxytryptamin (5-HT) gebildet, die den körpereigenen Serotoninspiegel ansteigen lässt. Serotonin wirkt stimmungsaufhellend und ist ganz allgemein für eine ausgeglichene Gemütslage zuständig. Sonnenlicht, durch unsere Augen aufgenommen, erhöht die Ausschüttung von Serotonin, weshalb dieses Hormon im Sommer vermehrt gebildet wird. Serotonin regelt unseren Ess- und Sexualtrieb, ist für Suchtverhalten und Heißhunger auf Süßes verantwortlich. Es ist unter anderem beteiligt an der Regelung unserer Körpertemperatur, unseres Schlafrhythmus, der Regelung unserer Körpertemperatur, der Magen-Darm-Peristaltik, der Fähigkeit des Zusammenziehens der Herz- und Bronchialmuskulatur und der Blutgerinnung.

Gespeichert wird Serotonin zu 90% im Magen-Darm-Trakt und in den Nervenzellen des Darms.

... zu wenig

▣ Bei einem Serotoninmangel kommt es zu Überempfindlichkeit, zu erhöhter Schmerzempfindlichkeit und Angstzuständen bis hin zu Depressionen und Aggressionen.

▣ Viele Medikamente, wie Appetitzügler, Cholesterinsenker und auch bestimmte Diäten, hemmen die Serotoninbildung und können ebenfalls Auslöser für Serotoninmangelerscheinungen sein.

Typische Symptome des Seratonin-Syndroms sind Störungen des autonomen Nervensystems:

▣ Schwitzen

▣ Herzrasen

▣ Bluthochdruck

▣ Schlafstörungen

▣ Migräne

▣ Unruhe

▣ Verwirrtheit

▣ übermäßige motorische Aktivität

Insulin – der Blutzuckerregulator

Insulin wird in der Bauchspeicheldrüse gebildet. Es hält den Blutzuckerspiegel konstant. Ohne genügend Insulin würde der Zuckerspiegel im Blut gefährlich ansteigen, das Blut und das Gewebe verkleben. Und ohne Insulin gelangt keine Glukose in die Zellen, sodass die Energieversorgung der Zellen nicht sichergestellt wäre. Bei einer erhöhten Glukosekonzentration im Blut spricht man von einer Überzuckerung, einer Hyperglykämie. Essen wir große Mengen Kohlenhydrate, muss viel Insulin produziert werden. Wenn dem Organismus regelmäßig zu viel Insulin zur Verfügung steht, baut er Körpermasse und insbesondere Fettgewebe auf. Der Insulinspiegel sollte konstant niedrig gehalten und große Schwankungen vermieden werden, denn Insulin hemmt die Fettverbrennung.

Diabetes Mellitus

Bei einem **Diabetes Typ 1** liegt ein echter Insulinmangel vor. Dabei handelt es sich um eine Autoimmunerkrankung, d. h., das Abwehrsystem des Körpers zerstört die eigenen insulinproduzierenden Zellen in der Bauchspeicheldrüse. Von dieser Krankheit können schon sehr junge Menschen betroffen sein.

Diabetes Typ 2, auch Altersdiabetes genannt, entwickelt sich schleichend und wird oft zu spät erkannt. Dabei handelt es sich um eine Stoffwechselerkrankung, bei der die Körperzellen nicht mehr ausreichend auf das blutzuckersenkende Hormon Insulin ansprechen. Müdigkeit ist ein erstes Symptom. Früher erkrankten nur ältere Menschen daran, mittlerweile sind, bedingt durch Übergewicht und falsche Ernährung, schon junge Menschen und selbst Kinder betroffen. Dieser Diabetes-Typ ist zu einer richtigen Volkskrankheit geworden. Zu Beginn der Krankheit produziert die Bauchspeicheldrüse zu viel Insulin, um den Zucker in die Zellen zu schleusen. Irgendwann reagieren die Körperzellen immer unsensibler auf das Insulin, sie werden resistent gegen seine Wirkung. Zucker und Kohlenhydrate können nur noch ungenügend für die Energiegewinnung verwertet werden. Im Blut steigt der Blutzuckergehalt und richtet großen Schaden an. Besonders das Risiko für Herz- und Schlaganfall steigt fast um das Vierfache, aber auch Nerven, Nieren und die Augen sind gefährdet. Ursachen für eine Insulinresistenz sind vor allem Übergewicht, Bewegungsmangel und Vererbung.

Wer sich vernünftig ernährt und ausreichend bewegt, kann einer Erkrankung oder auch einer Veranlagung zu dieser Erkrankung entgegenwirken.

[Exkurs]
Blutzucker und Glukose im Blut

Über- und Unterzuckerung

Der Blutzucker zeigt die Höhe des Glukoseanteils im Blut an. Glukose ist ein wichtiger Energielieferant. Besonders das Gehirn, die roten Blutkörperchen und das Nierenmark sind auf einen ausgeglichenen Blutzucker angewiesen. Ist der Blutzuckerspiegel dauerhaft erhöht, handelt es sich in der Regel um Diabetes mellitus, die Zuckerkrankheit. Kommt es zu einer Unterzuckerung, schüttet der Körper vermehrt Adrenalin aus. Es kommt zu Schweißausbrüchen mit zittrigen Händen und verminderter Hirnleistung bis hin zu lebensgefährlichen Krampfanfällen und Bewusstseinsverlust.

Glykation – ein verborgener Feind,
der immer stärker wird

Bei der Glykation, auch Glykosylierung, handelt es sich um Schäden durch zu viel Zucker, also einer stetigen Verzuckerung der Zellen. Glykosylierung entsteht durch unkontrollierte nichtenzymatische Verbindungen mit Proteinen, die durch Kohlenhydrate und einfache Zucker im Blut entstehen. Sie zerstören mit der Zeit das Gewebe der Organe. Dies hat besonders sichtbare Auswirkung auf die Hautalterung. Gravierender sind allerdings die innerlichen Schäden wie eine Verhärtung des Gefäßsystems und die Eintrübung der Augenlinse. Äußerlich zeigt sich eine Glykation durch eine Verhärtung der kollagenen Fasern, was eine frühzeitige Faltenbildung nach sich zieht. Man geht heute davon aus, dass Glykation einer der Hauptgründe für ein frühzeitiges Altern ist. Carnosin entsteht aus der chemischen Verbindung zweier Aminosäuren – L-Histidin und Beta-Alanin – und kann diesen zellschädigenden Vorgang verlangsamen und die Zellen vor unerwünschter, also nichtenzymatischer Glykosylierung schützen. Darüber hinaus sollte übermäßiger Zuckerkonsum vermieden werden.

Mein Hormonspiegel – zu hoch oder zu niedrig?

Wie können Sie feststellen, ob Ihre Hormone aus dem Gleichgewicht sind oder ob das Niveau zu niedrig ist? Dazu bieten sich verschiedene Testverfahren an.

Es gibt drei Möglichkeiten, in einem medizinischen Labor Hormone zu bestimmen: Blut-, Speichel- und Urintests.

Gerade in den letzten Jahren wurde der **Hormonspeicheltest** perfektioniert. Da diese Testmethode relativ neu ist und in Europa die meisten Ärzte diese Methode noch nicht kennen, stehen viele medizinische Fachleute dem Hormonspeicheltest skeptisch gegenüber. In den USA ist das bereits seit Jahren anders. Die Weltgesundheitsorganisation (WHO) empfiehlt den Speicheltest deshalb inzwischen auch als geeignete Methode zur Bestimmung der Steroidhormone. Bei der Testung von Hormonen muss man wissen, dass zur Ermittlung sicherer Werte nur die freien, aktiven Hormone relevant sind, denn nur diese sagen aus, wie viele Hormone der Körper aktuell wirklich bildet. Der Hormonspeicheltest ist bei Hormonen wie Cortisol, Melatonin und den Geschlechtshormonen Östradiol, Östriol, Progesteron, Testosteron und DHEA aussagekräftiger, unkomplizierter und genauer als ein Bluttest. Mit dem Speicheltest können selbst geringste Veränderungen genau nachgewiesen werden. Normalerweise werden die Speicheltests am Morgen durchgeführt (Ausnahme: Melatonin und HGH). Ein Hormonspeicheltest kann bequem von zu Hause aus gemacht werden. Die Probe bleibt bei Raumtemperatur ca. eine Woche und länger stabil. (Sollte ein Wochenende zwischen der

Probe und dem Versand liegen, sollte man sie solange im Kühlschrank aufbewahren.) Die Hormonwerte werden von einem medizinischen Labor ermittelt, das sich auf Speicheldiagnostik spezialisiert hat. Weitere Vorteile des Hormonspeicheltests sind die leichte Handhabung und Durchführbarkeit. Darüber hinaus ist er um vieles billiger als ein Bluttest und kann, wenn nötig, in kürzeren Abständen wiederholt werden. Der Preis des Hormonspeicheltests richtet sich nach der Anzahl der getesteten Hormone. Je nach Hormon ist mit 20 bis 30 Euro zu rechnen.

Um einen guten Überblick über die wichtigsten Hormone im Zusammenhang mit Anti-Aging zu bekommen, empfehle ich folgende sechs Hormonwerte bestimmen zu lassen: DHEA, Melatonin, Testosteron, Cortisol, Östradiol und Progesteron.

Warum ist es sinnvoll, mehrere Hormone gleichzeitig testen zu lassen?

Scheinbar normale, erhöhte oder erniedrigte Einzelwerte der Hormone können eine Ergänzung erforderlich machen, wenn das Verhältnis zum entsprechenden Gegenspieler nicht im Gleichgewicht ist. Für die Interpretation der Hormone ist deshalb nicht nur der absolute Wert entscheidend, sondern besonders das Verhältnis (Quotient) einzelner Hormone untereinander. Daher hat es sich in der Praxis bewährt, Progesteron, Östradiol, Cortisol, Testosteron und DHEA auf einmal testen zu lassen. Melatonin sollte als wichtiges Anti-Aging-Hormon mit dabei sein. Mit diesen sechs Hormonen hat man einen guten Gesamteindruck. Darüber hinaus lässt dieser Test erste Schlüsse über die Aktivität der Nebenniere zu. Die Schilddrüse steht in engem Zusammenhang mit den Geschlechtshormonen und sollte ebenfalls immer mit berücksichtigt werden. Nach einer Vorgabe des Deutschen Ärztebundes wird neuerdings nur noch das freie T4 und T3 (siehe

auch Kapitel „Schilddrüsenhormone") gemessen, was eine sinnvolle Vorgabe ist.

Bei einem **Bluttest** werden sowohl die gebundenen als auch die
freien Hormone gemessen.

Hormone werden im Körper in Drüsen gebildet und über
den Blutstrom an ihren jeweiligen Bestimmungsort gebracht.
Geschlechtshormone brauchen ein „Transporteiweiß" (z.B. ein
Glykoprotein oder das SHBG = sexual-hormone-binding-globu-
lin), um durch das wässrige Blut wandern zu können. 95% bis
98% der Hormone im Blut sind inaktiv, nur 2% bis 5% sind freie,
aktive Hormone. Und nur die freien Hormone sind biologisch
aktiv und daher für die Hormonbestimmung relevant. Die gebunden Hormone machen aber den weitaus größten Teil im Blut aus,
denn ca. 70% aller gebundenen Hormone finden sich im Serum,
der Rest im Blutplasma. Die Bestimmung der Hormone über das
Blut wird aus dem Blutserum durchgeführt. Wenn Blut zur Hormonbestimmung herangezogen wird, ergibt sich als Ergebnis die
Summe aller Hormone: Es werden sowohl die freien, die wirksam
sind, nachgewiesen, als auch die an das „Transportvehikel" gebundenen Hormone, die aufgrund dieser Bindung für einen Status
der Geschlechtshormone nicht geeignet sind. Ergebnisse aus
Bluttests sind daher schwer zu interpretieren und führen leicht
zu Fehlinterpretationen.

Die dritte Testmöglichkeit der Hormone ist die **Bestimmung aus
dem 24-Stunden-Urin**. Dazu sammelt man seinen Urin über 24
Stunden in einem großen Behälter. Dieser Test wird hauptsächlich
in USA in einigen Kliniken angewendet. Allerdings lassen sich
damit nicht alle Steroidhormone messen. Für diese Methode darf
zudem keine Nierenerkrankung vorliegen. Für eine Messung von

Melatonin und Wachstumshormone (HGH) reicht manchmal das Sammeln eines nächtlichen 12-Stunden-Urins aus.

In der Fachwelt wird neben den unterschiedlichen Testverfahren auch die Festlegung der sogenannten Referenzwerte, also „optimaler Normwerte", heftig diskutiert. Referenzwerte können von Labor zu Labor abweichen und auch die Messverfahren mögen unterschiedlich sein, weshalb ich hier nicht auf einzelne Referenzwerte eingehen werde. Die ermittelten Referenzwerte sind immer „nur" Anhaltspunkte und sagen noch nichts über Krankheit oder Gesundheit aus. Wichtig sind die individuellen Symptome und diese sollten, zusammen mit dem Ergebnis aus dem Speicheltest, mit einem erfahrenen Arzt oder Therapeuten besprochen werden.

Die optimalen Hormonwerte sind von Mensch zu Mensch unterschiedlich. Dabei spielen die Entwicklung in der Pubertät, die Körpergröße und viele weitere Faktoren eine Rolle. Ein groß gewachsener Mensch hat z. B. viel höhere HGH-Werte als ein kleinerer Mensch. Dazu kommt ein altersbedingter Abfall der Hormone. Da die Norm- oder Referenzwerte nicht die individuellen Werte der Hormonkonzentration eines Menschen widerspiegeln, sondern nur die Durchschnittswerte aller Getesteten, wäre es ideal, wenn man noch als junger Mensch mit Mitte 30 seinen Hormonstatus messen lassen würde. Wenn dann nach einigen Jahren die Hormonproduktion nachlässt und man erneut einen Speicheltest machen lässt, hat man eine aussagekräftige Einschätzung der eigenen Hormonlage – den Vergleich mit sich selbst.

Interview mit dem belgischen Hormonexperten Dr. Thierry Hertoghe

Dr. Thierry Hertoghe ist Arzt und Mitglied im „International Advisory Board" der „The American Academy of Anti-Aging Medicine". Er hält regelmäßig Vorträge zum Thema Hormone. Herthoge entstammt einer belgischen Familie, die seit vier Generationen als Endokrinologen tätig ist. In seinem Buch „The Hormone Solution – Look and feel younger longer with Natural Hormone and Nutrition Therapies" geht er zusammen mit dem Arzt Jules-Jacques Nabet sehr ausführlich und auch für Laien verständlich auf alle hormonrelevanten Themen ein. Das Buch ist auch auf Deutsch erschienen, aber leider heute nur noch schwer zu bekommen.

Herr Dr. Hertoghe, welche Bedeutung haben Hormone auf den Alterungsprozess?

Nach meiner Meinung liegt die größte Ursache des Alterns in einer kontinuierlichen Abnahme der Hormonproduktion und einem dadurch entstehenden Hormonmangel. Studien haben gezeigt, dass bei Frauen bereits ab einem Alter von 30 bis 35 Jahren die weiblichen Hormone Östrogene und Progesteron signifikant weniger werden. Besonders nach einer Geburt produzieren die endokrinen Drüsen weniger und weniger Hormone.

Welches sind aus Ihrer Sicht die wichtigsten Hormone, die den Alterungsprozess beeinflussen?

Da sind vor allem die Wachstumshormone, IGF-1, DHEA, die weiblichen Sexualhormone Östrogene, Progesteron und Testosteron zu nennen. Was sich bei meinen Patienten zusätzlich bewährt und eine starke Verjüngung gebracht hat, ist eine Injektion mit Wachstumshormonen, IGF-1 und einer kleinen Menge Insulin.

Allerdings wirkt das nur bei schlanken Menschen. Übergewichtige Menschen haben oft eine Insulinresistenz.

Warum nimmt mit zunehmendem Alter der Hormonspiegel ab und muss das so sein?

Alle Organe werden im Laufe des Lebens älter, auch die endokrinen Drüsen. Mit dem Älterwerden werden z. B. 25–30% weniger Schilddrüsenhormone gebildet. Die Bildung der Wachstumshormone geht gar um 50-60% zurück. Cortisol um 25%. Das führt dazu, dass wir ohne ausreichende Hormonbildung kränker werden. Es ist auf Dauer nicht gesund, weniger Hormone zu haben.

Ist das in der Natur so vorgesehen oder hat es andere Gründe?

Ja, es ist überall in der Natur so, auch bei den Tieren. Mit einer Ergänzung nachlassender Hormone erreichen wir eine Verzögerung der Alterserscheinungen.

Ab wann setzt ein Nachlassen der Hormonbildung ein?

Mit zunehmendem Alter nimmt die Hormonproduktion ab. Ab einem Alter von 25 bis 30 Jahren setzt eine Verlangsamung der Hormonbildung bereits ein. Es gibt eine Theorie, die besagt, dass ältere Menschen Platz für die jüngeren machen sollten. Aber das ist nur eine Theorie und durch nichts bewiesen. Es gibt andere Theorien und Philosophien, die das Gegenteil behaupten. Tatsache ist, dass wir heute zum ersten Mal die Möglichkeit haben, den Alterungsprozess umzukehren. Wir können sicher nicht alles umkehren, aber wir können mittlerweile viel mehr erreichen als noch vor fünf Jahren. In meiner Arbeit bemühe ich mich, Hormonmängel zu korrigieren. Dabei setze ich ein Spektrum von über 20 Hormonen ein. Das Ergebnis sind Patienten, die 10, 15

und vielleicht 20 Jahre jünger wirken. Mit einem speziellen Ultra-
schallgerät lässt sich bei einer Nachuntersuchung feststellen, wie
gut die Werte wirklich sind. Das ist ein neues Verfahren und die
Resultate mit diesem Gerät sind sehr gut. Mit einer Hormonergänzung fühlen Patienten sich schon nach kurzer Zeit sehr viel
besser, sie sehen jünger aus. Mit einer sinnvollen Hormonergänzung kann man viel erreichen – nicht alles, aber sehr viel.

**Ist das, wovon wir hier reden, von den Kosten her für alle
erschwinglich oder ist diese Art der Hormonergänzung nur
einigen Wohlhabenden vorbehalten?**

Alle Ausgaben zusammen, selbst das Maximum, was Sie machen
können, kostet weniger als ein Auto. Wenn Sie ein schönes Auto
haben, müssen Sie tanken und einiges mehr – und das kostet sehr
viel Geld. Sie können selbst entscheiden, wie groß das Behand-
lungsspektrum sein soll. Wenn Sie das Maximum von dem, was
möglich ist, haben möchten, kostet es einiges. Aber Sie müssen
auch bedenken, dass Sie sich mit einer optimalen Behandlung
wieder jung und fit fühlen. Sie sind produktiver, können besser
arbeiten, sich besser konzentrieren, haben ein besseres Sexleben
und werden nicht so schnell krank.

Wenn hier in Deutschland, Österreich und der Schweiz jemand
eine Hormontherapie machen möchte, es nicht so einfach, einen
geeigneten Therapeuten zu finden.

Das ist ein sehr großes Problem. Die meisten Ärzte wissen viel
zu wenig über Hormone und wenn, geben sie vielleicht zu wenige
und die falschen Hormone oder nicht alle, die benötigt werden.
Viele Patienten kennen sich dank Internet in diesem Thema viel
besser aus als ihre Ärzte. Aus diesem Grund habe ich ein Buch
geschrieben, welches sich hauptsächlich an Patienten richtet: Es

heißt „Patient Hormone Handbook". Eigentlich war meine Idee dabei, dass die Patienten das Buch lesen und mit den Informationen dann zu ihrem Arzt gehen. Ich denke, dass es durch das Internet viele Patienten gibt, die sich selbst behandeln. Das ist zwar nicht die ideale Lösung und sicher nicht die beste, aber es ist oft die einzige Möglichkeit. Die Laborergebnisse machen die Patienten in der Regel schon vor einem Termin. In meinen 2- bis 3-tägigen Seminaren bilde ich mehr als 800 Ärzte und Therapeuten pro Jahr aus. Aber es ist bei Weitem nicht genug.

Gibt es etwas, womit auch Heilpraktiker arbeiten können, da ja Hormone verschreibungspflichtig sind?

Es gibt in Italien eine Firma, die spezielle Pflanzenextrakte herstellt, welche ungefähr 20-30 % der Wirkung von Hormonen haben. Die Firma heißt „Biogroup in natura vinces". Mit diesen Pflanzenhormonen können Heilpraktiker arbeiten. Es gibt Sportler, die aus Dopinggründen einige Hormone nicht anwenden können, und für die eignen sich diese Pflanzenextrakte sehr gut. Vitamine und Mineralien helfen zusätzlich. Und eine gesunde Ernährung.

Kann man im Vorfeld so leben, dass die Hormonproduktion im Zuge des Älterwerdens weitgehend aufrechterhalten werden kann?

Es ist jedenfalls sehr gut, sein Leben so gesund wie möglich zu gestalten, aber aus meiner Erfahrung gehört eine Hormonergänzung unbedingt mit dazu, da ein gesunder Lebensstil allein einen Hormonmangel nicht aufheben kann.

Viele Menschen haben einen Cortisolmangel. Ohne Cortisol sterben wir innerhalb von 24 Stunden. Ein Cortisolmangel wird zusätzlich durch Lichtmangel verstärkt. Die direkte Sonneneinwirkung, und da reichen schon in 2–3 Minuten, wirkt sich sofort auf die Bildung von Cortisol aus und die Menschen fühlen sich sofort besser. Vitamin-D-Mangel ist auch weit verbreitet, wirkt sich aber nicht so schnell aus, manchmal dauert es einige Wochen.

Gibt es Maßnahmen, die besonders geeignet sind, den Hormonstatus aufrechtzuerhalten?

Das Wichtigste ist: zuallererst gut zu essen. Ich empfehle die paläolithische Diät, auch bekannt als Steinzeit-Diät. Essen sollte man Gemüse, Obst, Fleisch (Hühnchen), Fisch, Gemüse, Beeren und Nüsse. Tabu sind Nudeln, Reis, Kartoffeln, Brot, Zucker, Schokolade, Milchprodukte, Softdrinks, Cola, aber auch Alkohol und Kaffee. Durch Alkohol am Abend werden nachts 75 % weniger Wachstumshormone gebildet und tagsüber wird durch Alkoholkonsum 30 % weniger Testosteron gebildet. Ich kenne viele Studien, die belegen, dass die Hormonbildung durch Kaffee und Alkohol beeinträchtigt wird. Ein Glas Alkohol und zwei Tassen Kaffe täglich erhöhen den Östradiolspiegel um 60 %! Das ist sehr ungesund für die gesamte Hormonbalance. Milchprodukte können einen Schilddrüsenmangel und eine Autoimmunthyreoiditis (Hashimoto) hervorrufen. Vollkornprodukte empfehle ich nicht, sie blockieren wichtige Enzyme. Und die darin enthaltenen Ballaststoffe entziehen dem Körper Östrogene, die dann mit dem Stuhl ausgeschieden werden. Gesprosstes Brot ist besser. Beim Keimen der Körner, was beim Sprossen geschieht, wird ein großer Teil der Stärke und Glukose verbraucht. Es überwiegt dann der positive und besser verdauliche Eiweißanteil, was entscheidend zur Verträglichkeit beiträgt. Die Vergiftung, die vom Darm herrührt, ist ein großes Problem: 70 % unseres Immunsystems befinden sich im Darm und auch die Hormone sind davon betroffen.

Wie wichtig sind Wachstumshormone bei einer erfolgreichen Anti-Aging-Therapie?

Wachstumshormone sind ein ganz zentraler Bestandteil jeder Hormontherapie. Ab dem 35. bis 45. Lebensjahr halte ich es für essenziell, da Sie sonst nicht genügend Anti-Aging-Effekte von der Behandlung haben. Man kann mit oralen Produkten die Produktion von Wachstumshormonen stimulieren, aber die Effekte sind viel geringer. Wenn, dann wirken sie nur kurz, ein bis zwei Monate. Danach merken Sie so gut wie nichts mehr. Wachstumshormone wirken nicht oral.

Man liest oft, dass ein Glas Rotwein täglich sehr gesund sei. Es enthält unter anderem Resveratrol. Resveratrol ist ein pflanzliches Antioxidans, welches eben auch im Rotwein vorkommt. Was ist da dran?

Ich nehme jeden Tag 1 Kapsel Resveratrol zu mir, und zwar in einer Konzentration, die fünf Flaschen Rotwein entspricht. Das ist sicher der bessere Weg.

Was halten Sie von Phytohormonen und Soja?

Bei Soja muss man aufpassen, denn es enhält viele weibliche Hormone. Ein- bis zweimal in der Woche ein wenig Soja ist okay, aber nicht mehr. Bei Männern kann es die Sexualität blockieren und zu einer Erektionsstörung führen. Wenn ein Mann einen halben Liter Sojajoghurt isst, kann es sein, dass er nachts keine Erektion mehr bekommt. Soja blockiert die Rezeptoren für die männlichen Hormone. Das gilt auch für Frauen. Zu viel Soja kann bei Frauen eine Störung der Bildung weiblicher und männlicher Hormone hervorrufen. Bei Kindern, die viel Soja essen, kann es zu einem Mangel an Schilddrüsenhormonen kommen.

Als wie wichtig erachten Sie die Telomerase?
*(Anmerkung: Telomerase ist ein Enzym, welches die Verkürzung
der Telomere verlangsamt. Näheres finden Sie unter „Telomere"
auf Seite 147)*

Sie ist sehr wichtig. Ich habe selbst eine ganz gute Erfahrung
damit gemacht. Nach sieben Wochen mit zwei Kapseln Telome-
raseaktivatoren täglich hat sich meine Sehfähigkeit so gebessert,
dass ich keine Brille mehr benötige. Die Substanz einer Pflanze
mit dem Namen Astralagos kann helfen, die Telomeren zu verlängern. Es gibt verschiedene Produkte auf dem Markt.

**Welche Erkenntnisse sind aus Ihrer Sicht die
vielversprechendsten für ein gutes Älterwerden?**

Das Wichtigste ist, einen Hormonmangel zu korrigieren. Lokale
Hormon-Mesotherapie (Anmerkung: Bei der Mesotherapie werden winzige Mengen eines Heilmittels/Hormons in bestimmte
Punkte injiziert) und Telomeraseaktivierung, gesundes Essen
und Vitalstoffergänzung sind weitere wichtige Maßnahmen. Alles
zusammen bringt eine Umkehr des Alterungsprozesses um 15 bis
20 Jahre.

Wie stimuliere ich meine Hormon-produktion auf natürliche Weise?

Anregung der Hormonproduktion durch Phytohormone

Wie Sie in den ersten Kapiteln des Buches erfahren haben, nimmt die Hormonproduktion bei jedem Menschen mit fortschreitendem Alter ab. Ziel im Sinne eines Better-Aging ist es jedoch, die Hormonproduktion so lang wie möglich auf hohem Niveau zu erhalten. Idealerweise sollte dieses Ziel schon in möglichst jungen Jahren, ab Mitte 30, verfolgt werden, noch bevor es zu ersten Beschwerden kommt. Wenn der erste Hormontest in diesem Lebensabschnitt zeigt, dass die Menge einzelner Hormone bereits signifikant zurückgeht, so bietet die im Folgenden beschriebene Anregung der körpereigenen Hormonbildung einen sanften Weg, den Hormonspiegel wieder anzuheben.Um es noch einmal ausdrücklich zu sagen: Es geht an dieser Stelle noch nicht um die Ergänzung fehlender Hormone, sondern die Anregung der körpereigenen Hormonproduktion.

Frauen und Männer haben zwar die gleichen Hormone, aber die Gewichtung und die Mengen der einzelnen Hormone sind sehr unterschiedlich. Frauen haben ein komplizierteres Hormonge-schehen als Männer. Dazu kommt, dass bei der Frau ein Nach-lassen der Hormonbildung in der Regel zehn Jahre früher als beim Mann beginnt. Erste Hormonschwankungen können schon mit Mitte/Ende 30 auftreten. Wenn damit Beschwerden einherge-hen, kann eine frühzeitige Ausbalancierung der Hormone sinnvoll sein. In der Natur gibt es viele Stoffe, die die Vitalität und das Hormongleichgewicht auch in schwierigen Phasen unterstützen. Viele davon sorgen für eine hormonelle Balance und beugen Krankheiten vor.

Wenn Sie feststellen, dass Sie nicht mehr so leistungsfähig wie früher sind, schlechter schlafen oder bemerken, dass sich auch optisch einiges zum Schlechteren verändert hat, Haut und Haare dünner werden und der Bauch hingegen dicker wird, dann kann es sein, dass Sie sich – etwa in der Mitte Ihres Lebens – bereits in Phase 1 der Hormonentwicklung (siehe Abb. 1 auf Seite 12) befinden. Zu diesem Zeitpunkt können hormonstimulierende Substanzen, ergänzt durch Vitalstoffe, eine gute Sache sein. Durch eine geeignete Hormonprophylaxe kann das Hormonystem also noch gestärkt werden, bevor ernsthafte Beschwerden einsetzen (Phase 3 in Abb. 1), die eine Therapie mit natürlichen Hormonen notwendig machen.

Wahrscheinlich geht es Ihnen beim Lesen so wie mir, als ich zum ersten Mal von all diesen Substanzen und Pflanzen gehörte. Ich war verwirrt und wusste nicht, welches „Kraut" nun für welches Hormon gut sein soll. Ich werde Ihnen eine Auflistung der aus meiner Sicht wichtigsten Hormonstimulanzien aus der Natur geben, die Ihre Hormonproduktion auf natürliche Weise anregen können. Dabei werde ich die Substanzen voranstellen, die eine möglichst breite, allgemeine Wirkung auf die Hormonbildung haben, und im Anschluss die sogenannten Phytohormone vorstellen, also hormonstimulierende Pflanzen, die meist nur auf ein spezielles Hormon einwirken.

Besonders hervorheben möchte ich zu Beginn drei Substanzen, die einen sanften, natürlichen Einfluss auf die Hormonbildung von Frauen und Männern haben und darüber hinaus für ihre verjüngenden Eigenschaften bekannt sind. Es sind Gelée Royal sowie die Vitalpilze Cordyceps und Reishi.

Gelée Royale

Gelée Royale ist der Bienenköniginnensaft – damit ziehen die Honigbienen ihre Königinnen auf, wodurch diese nicht nur ca. 20 Mal länger leben als „normale" Bienen, sondern auch enorm fruchtbar sind.

Gelée Royale enthält alle acht essenziellen Aminosäuren und viele der wichtigsten Vitamine (A,C,D, E) sowie den gesamten Vitamin-B-Komplex, Mineralien und Spurenelemente. Gelée Royale hat in seiner Anwendung eine lange Geschichte. Schon bei den alten Ägyptern und bei Hippokrates fand man Aufzeichnungen über die vielfältigen verjüngenden Eigenschaften der Bienenköniginnennahrung. Es ist überliefert, dass es vier Pharaonen gab, die weit über 90 Jahre alt wurden: In ihren Gräbern fand man Gefäße mit Gelée Royale.

Gelée Royale ist also ein wahrer Jungbrunnen. Es stärkt den gesamten Organismus und besonders das Nervensystem. Es enthält zahlreiche hormonähnliche Verbindungen, die sich positiv auf die Bildung sowohl der weiblichen als auch der männnlichen Hormone auswirken. Gelée Royal hat das Potenzial, die Hirnanhangdrüse dazu zu bringen, mehr HGH (Wachstumshormon) zu produzieren, und es stimuliert die Bildung von Stammzellen im Gehirn. Durch Gelée Royale kann Nahrung besser verwertet werden, was den Grundumsatz erhöhen kann.

Unter dem Titel: „Geht es auch ohne Hormonspritzen? Blütenpollen und Gelée Royal sollen alte Männer fit machen" (Gesundheit – Bild der Wissenschaft vom 7.6.2000) habe ich einen interessanten Beitrag gefunden: Mit natürlicher Hormonstimulation könnten Männer viel länger jung und vital bleiben, meint das dortige „Forum Männerarzt". Neben einer gesunden Lebensweise sollten viel öfter natürliche Maßnahmen zur Hormonstimulation zur Anwendung kommen, merkt das Forum an.

„Es wird viel zu viel von Hormonspritzen geredet. Damit verschrecken wir die Männer und sie gehen trotz Beschwerden erst recht nicht zu ihrem Arzt", erklärt Dr. Karl Matheis, Leiter des Forums, das sich aus Fachärzten zusammensetzt. Durch Gelée Royale kam es zu Verbesserungen bei Depressionen, Reizbarkeit, Nervosität, bei mentaler Beeinträchtigung und bei sexuellen Problemen wie Libidoverlust und Impotenz. „Männer ab 45 sollten diese Möglichkeit unbedingt nutzen", rät Dr. Matheis. Aber nicht nur Männern, auch Frauen tut Gelée Royal gut.

Vitalpilze

Heilpilze oder Vitalpilze sind ein wahres Wunder der Natur. Obwohl die meisten davon auch in unseren Wäldern wild wachsen, kommt das traditionelle Wissen über ihre Anwendung meist aus China und Japan. Viele Forschungen zum Thema Vitalpilze stammen auch aus den USA. Vitalpilze wirken wie viele Pflanzen und Nahrungsmittel nicht „gegen" spezielle Krankheiten, ihre Besonderheit besteht stattdessen darin, dass sie bei vielen Körperprozessen in der Lage sind, die Homöostase, also das Gleichgewicht, zu fördern und zu erhalten. Vitalpilze wirken ausgleichend. Sie können z.B. bei einem Menschen mit Bluthochdruck den Blutdruck senken, bei anderen mit extrem niedrigem Druck diesen erhöhen. Das gleiche Prinzip gilt für die Psyche, die Verdauung, das Cholesterin, Allergien und vieles mehr. Das erklärt die unglaublich vielen Einsatzmöglichkeiten von Vitalpilzen. Leider wird man, außer in Büchern, selten etwas über ihre wirkliche Kraft und Bedeutung erfahren können. Der Gesetzgeber und die von Brüssel verordneten „Health Claims" verbieten es.

Schon vor 4000 Jahren war es für die chinesischen Ärzte ein Muss, sich mit ewiger Jugend und langem Leben zu beschäftigen, um so den Ansprüchen der Patienten gerecht zu werden. Nicht selten hing ihr Leben von diesem Wissen ab. Neben Ginseng haben in der traditionellen chinesischen Medizin die Heilpilze einen ganz hohen Stellenwert. Zwei Vitalpilze genießen dabei einen besonderen Ruf als Anti-Aging-Substanzen, der mittlerweile auch wissenschaftlich vielfach bestätigt wurde: Cordyceps und Reishi. Beide sind für Frauen und Männer gleichermaßen geeignet.

Cordyceps oder Raupenpilz

Er stammt ursprünglich aus Tibet, wo er in einer Höhe von 5000 m wächst. Er gilt als Aphrodisiakum für Frauen und Männer und stärkt die Ausdauer, die Widerstandsfähigkeit gegen Stress und die Potenz. Er verstärkt die Aktivität der Makrophagen, der sogenannten Fress-oder Killerzellen, die für eine gesunde Immunabwehr wichtig sind. Im Gehirn aktiviert der Pilz die Hormone unseres „Wohlfühlzentrums" und sorgt so für eine optimistische Lebenseinstellung. Er stimuliert die Niere und die Nebennierenhormone, so kann mehr Cortisol gebildet werden, aber auch der Testosteronspiegel soll sich unter der Einnahme von Cordyceps steigern, was wiederum für die Libido gut ist. Cordyceps stärkt das Herz, hat antidepressive Wirkungen, ist tumorhemmend, gut gegen Asthma und erweitert die Bronchien bei Lungenerkrankungen. Nach dem Sport oder einer Anstrengung sorgt er für eine schnellere Regeneration. Cordyceps ist ein traditionelles chinesisches Heilmittel und wird dort als natürliches Antibiotikum eingesetzt, also ein wahrer Alleskönner – allerdings nur, wenn Sie ihn in ausreichend hoher Tagesmenge einnehmen. Die Tagesdosis sollte bei mindestens 1800 mg liegen.

Reishi – Ganoderma lucidum

In China heißt er Ling Zhi oder „Göttlicher Pilz der Unsterblich-keit". Bei uns ist er unter dem Namen Glänzender Lackporling bekannt. Seit über 4000 Jahren ist er ein Mittel für ein langes Leben. Er ist eine der zehn wichtigsten Pflanzen der traditionellen chinesischen Medizin und Ernährung. Reishi hat starke antioxida-tive Eigenschaften, wirkt also gegen freie Radikale. Er unterstützt die Glutathionbildung, die wichtig für die Immunabwehr ist und die Zellen vor Schäden durch freie Radikale schützt.

Ein großes Anwendungsgebiet sind die Herz-Kreislauf-Erkrankungen. Reishi hilft wirkungsvoll gegen Harntröpfeln und Blasenbeschwerden bei Männern. Er stärkt Leber, Niere und Drüsen und kann arteriosklerotische Gefäßverengungen mindern. Der Pilz bringt Linderung bei Depressionen und ist gut für das Gedächtnis und die Intelligenz. Weiterhin kann er das Seh- und Hörvermögen verbessern. Auf die Haut wirkt er verjüngend und straffend.

Neben Cordyceps und Reishi gibt es eine Reihe **weiterer Vitalpilze**, denen eine hormonstimulierende Wirkung zugeschrieben wird:

Maitake – Grifola frondosa oder Klapperschwamm

Er enthält wie alle Vitalpilze spezielle Polysaccharide (auch als Mehrfachzucker oder Glykane bezeichnet), die bezüglich ihrer krebshemmenden Eigenschaften untersucht wurden. Japani-schen Studien zufolge zeigten sich bei über 70 % der Patienten mit Brustkrebs und Gebärmutterkrebs Verbesserungen durch die Einnahme von Maitake. Auch bei Prostata- und Lungenkrebs kam es zu signifikanten Verbesserungen. Maitake wird traditionell zur Regulation des Blutdrucks, bei Diabetes und vor allem bei Über-gewicht als Unterstützung beim Abnehmen eingesetzt.

Silberohr –Tremella fuciformia

Er ist sozusagen der Schönheitspilz unter den Heilpilzen. Er kann ähnlich wie Hyaluron die Feuchtigkeit im Hautgewebe speichern, was gerade beim Älterwerden oft ein Problem darstellt. Sein hoher Gehalt an Vitamin D stärkt zusätzlich die Knochen.

Agaricus – ABM-Pilz

Er hat die größten immunstärkenden Eigenschaften aller Vitalpilze.

Igel-Stachelbart – Hericinum erinaceus _

Er hat starke Wirkungen auf das Nervensystem, ähnlich wie Ginkgo.

Phytohormone

Nach den Vitapilzen, die insgesamt einen eher allgemeinen positiven Einfluss auf die Bildung von Hormonen haben, gibt es die Gruppe der sogenannten Phytohormone. Das sind Pflanzen, die oft Einfluss auf die Produktion eines ganz bestimmten Hormons haben. Phytohormone können sowohl pflanzlich in der Ursubstanz (Urtinktur) als auch homöopathisch verwendet werden. Zur sanften Regulierung des Hormonspiegels haben sich auch kombinierte Pflanzenmischungen, sogenannte Komplexmittel, aus überwiegend pflanzlichen Substanzen bewährt. Einige der Phytohormone wirken speziell auf „frauentypische" Hormone, wie die Gruppe der Östrogene, ein, andere sind spezialisiert auf typische „Männerhormone" wie Testosteron. Da aber alle Hormone bei beiden Geschlechtern vorkommen – wenn auch in unterschiedlicher Konzentration –, sind die meisten Phytohormone sowohl für Frauen als auch für Männer geeignet. Pflanzliche Substanzen können sich in der Wirksamkeit gegenseitig ergänzen und in ihrer Gesamtheit oft eine erstaunliche Anti-Aging-Wirkung zeigen.

Eines sollte man bei der Anwendung von Phytohormonen jedoch wissen: Sie können, wie andere Hormone auch, die Hormonrezeptoren besetzen – mit dem Nachteil, dass die Wirkung manchmal zu schwach ist, um schwere hormonbedingte Beschwerden zu lindern. In diesen Fällen empfehle ich bioidentische Hormone oder die Homöopathie, allerdings nie ohne therapeutische Hilfe und Begleitung, was ganz generell für die Anwendung von Hormonen gilt. Die Entscheidung, welche Hormonergänzung für Sie die Richtige ist, sollten Sie mit Ihrem Arzt oder Heilpraktiker besprechen.

Cimicifuga – *Traubensilberkerze*

In zahlreichen klinischen Studien konnten eindeutige positive Effekte bei einem Östrogenmangel (Östradiolmangel) nachgewiesen werden, ohne dass man die oft zu starken Wirkungen von Östradiol befürchten muss. Bewährt hat sich Cimicifuga bei Beschwerden wie Hitzewallungen, Schweißausbrüchen, Nervosität, Reizbarkeit, Schlaflosigkeit und depressiven Verstimmungen. Cimicifuga hilft auch aber auch bei Asthma, Herzbeschwerden und leichtem Diabetes.

Mönchspfeffer *oder Keuschlamm – Agnus Castus*

Er wirkt auf die Progesteronbildung ein und kann Symptomen einer beginnenden Östrogendominanz entgegenwirken. Mönchspfeffer stimuliert die Freisetzung des luteinisierenden Hormons (LH) und unterstützt damit den Eisprung und die Bildung des Gelbkörpers, aus dem Progesteron entsteht. Gleichzeitig hemmt es die Sekretion des follikelstimulierenden Hormons (FSH), was für die Reifung der Eibläschen (Follikel) in den Eierstöcken und für den Anstieg des Östrogens verantwortlich ist. Mönchspfeffer senkt den Prolaktinspiegel und hemmt dessen Freisetzung durch die Hypophyse. Er ist eine Heilpflanze, die traditionell bei verschiedenen Frauenleiden wie beim prämenstruellen Syndrom, Wechseljahrbeschwerden oder Zyklusstörungen zum Einsatz kommt.

Rotklee oder Wiesenklee – Trifolium pratense

Rotklee wirkt vor allem durch seinen hohen Gehalt an Isoflavonen auf die Hormonbildung. Rotklee-Extrakt wirkt sowohl auf die Rezeptoren von Androgenen und Progesteron. Es zeigt sich, dass die Testosteronkonzentration zunimmt, während die Östradiolkonzentration sinkt. Dies hat einen positiven Einfluss auf die Libido, die Kreativität, das Selbstbewusstsein und den Fettabbau. Die Konzentration des unerwünschten, wesentlich reaktiveren Dihydrotestosteron im Gewebe nimmt ab. In der Menopause kann Rotklee wegen seiner Isoflavone bei Hitzewallungen helfen.

Rotklee stärkt das Herz, hat positiven Einfluss auf die Stimmung, den Schlaf und auch auf die Haut. Die Hautdichte verbessert sich und sie ist besser vor schädigenden Einflüssen geschützt, was sich positiv auf die Hautalterung und Faltenbildung auswirkt.

Rotklee in Studien

Prof. Dr. Dr. Johannes Huber, die Hormonkapazität aus Wien, leitete im Jahr 2003 eine Forschungsgruppe „Klimakterium" zusammen mit seinen Kollegen Prof. Dr. M. Metka, Prof. Dr. A. Jungbauer und Prof. Dr. W. Kubelka. Sie fanden u.a. heraus, dass die Isoflavone in Rotklee in größerer Menge und qualitativ hochwertiger sind als die Isoflavone in Soja. Der Qualitätsunterschied besteht darin, dass die Isoflavone des Rotklees nicht protein-, sondern glukosegebunden sind, was eine deutliche Verbesserung der Bioverfügbarkeit bedeutet.

Dr. Martin Imhof von der Universitätsklinik für Frauenheilkunde in Wien stellte eine wissenschaftlich abgesicherte Studie mit 180 Patientinnen über 25 Wochen mit täglich 80 mg eines standardisierten Rotklee-Extrakts vor. Aber nicht nur Wechseljahrbeschwerden wurden untersucht, sondern auch der Einfluss auf die Stimmung, kognitive Parameter und das Schlafverhalten. Das Ergebnis zeigt, dass Rotklee-Extrakt einen nachweisbaren positiven Einfluss auf menopausale Beschwerden und das Wahrnehmen, Erkennen und Denken hatte. Auch Hitzewallungen und Schweißausbrüche ließen nach. Die Stimmung, die Konzentrationsfähigkeit und der Schlaf verbesserten sich. Des Weiteren stellte Dr. Imhof eine Grundlagenuntersuchung zum Einfluss von Rotklee-Extrakt auf das Tumorwachstum vor.

Kultivierte MCF-7 Brusttumorzellen wurden dabei mit Isoflavonen behandelt. Tumorfördernde Eigenschaften von Rotklee konnten nicht gefunden werden. Im Gegenteil: Es wurden mehr DNA-Reparaturgene aktiviert. „Rotklee könnte also vor der Tumorentstehung schützen", so der Mediziner. Aufgrund der positiven Ergebnisse aus insgesamt 24 Studien zu Rotklee empfiehlt Professor Dr. Christine Kurz, ebenfalls Universitätsklinik für Frauenheilkunde in Wien, ihren Patientinnen mit leichter Symptomatik standardisierte Rotkleepräparate.

Soja

Aus Soja gewonnene Erzeugnisse, insbesondere fermentierte Sojabohnen, Miso oder Tempeh sind ein milder Östrogenersatz. Die Hauptwirkung von Soja basiert auf dem hohen Gehalt an Isoflavonen, sogenannten sekundären Pflanzenstoffen. Während der Menopause steigt z. B. der Spiegel von FSH (follikelstimulierendes Hormon) und LH (luteinisierendes Hormon) an, was zu unangenehmen Hitzewallungen und Schweißausbrüchen führt. Isoflavone können diesen Anstieg vermindern. Die Isoflavone in Rotklee sind dabei allerdings um vieles wirkungsvoller als die von Soja.

Weitverbreitet ist die Meinung, dass wenig Soja gut ist und viel Soja noch besser sei. Aber zu viel Soja kann schädlich sein.

Sojaprodukte können folgende Probleme verursachen:

- Sie können eine Östrogendominanz verursachen.
- Sie unterdrücken die Schilddrüsentätigkeit und wirken sich generell nachteilig auf die Schilddrüse aus.

- Bei Kindern, die viel Soja essen, kann es zu einem Mangel an Schilddrüsenhormonen kommen.
- Laut Dr. Hertoghe (siehe Interview auf Seite 76) kann zu viel Soja bei Männern zu Erektionsstörungen führen, da es die Rezeptoren für Testosteron blockiert. Soja verringert den oft schon geringen Testosteronspiegel bei Frauen und Männern zusätzlich.
- Zu viel Soja kann bei Frauen und Männern eine Störung der Bildung weiblicher und männlicher Hormone hervorrufen.
- Sojaprodukte blockieren die Aufnahmefähigkeit von Mineralien.
- Sie erschweren die Eiweißverdauung.
- Soja kann krebserregende Stoffe enthalten.
- Soja erhöht den körperlichen Bedarf an B12 und Vitamin D, welches für das Knochenwachstum, die Entwicklung und Gesunderhaltung unserer Knochen wichtig ist. Sojaprodukte bieten demnach keinen Vorsorgeschutz gegen Osteoporose. Ganz im Gegenteil. Sie verursachen einen Calcium- und Vitamin-D-Mangel. Vitamin B12 kann von fermentiertem Soja und anderen pflanzlichen Quellen nicht absorbiert werden.
- Für Babies ist Flaschennahrung aus Soja äußerst bedenklich, da die Sojamilch Östrogenverbindungen enthält. Zahlreiche Tierversuche zeigen, dass Sojaprodukte bei Tieren zu Unfruchtbarkeit führen. Auch beim Menschen hat der Verzehr von Soja Auswirkungen auf Fortpflanzung und Libido.

Ein weiteres Missverständnis beruht auf der Tatsache, dass Soja oft als eine besonders gesunde Eiweißquelle angepriesen wird. Für einige Menschen jedoch ist Soja schwer verdaulich und kann zu Blähungen führen. Eiweißdrinks mit Soja werden sehr stark beworben und als Quelle für hochwertiges Eiweiß gepriesen. Auf die Nachteile und den wirklichen Proteingehalt gehe ich später noch näher ein. Der Aufbauwert von Soja für die Zellen ist sehr gering. Es gibt viel effektivere Eiweißquellen.

HMR Lignan™

Wird aus dem Extrakt der Norwegischen Fichte gewonnen und ist ein starkes Phytoöstrogen. Es ahmt die Östrogene nach und kann nachweislich Osteoporose vorbeugen und auch bei Brustkrebs eingesetzt werden.

Wild Yam, Yamswurz

Wird in Mexiko und anderen Ländern als Grundnahrungsmittel, ähnlich wie bei uns die Kartoffel, verwendet. Sie enthält Diosgenin, aber kein Progesteron, was immer wieder zu Missverständnissen führt. Im menschlichen Organismus kann Diosgenin nicht in Progesteron umgewandelt werden, da hierfür ein wichtiges Enzym fehlt. Diosgenin hat eine schwache Östrogenwirkung.

Alfalfa-Sprossen

Zeigen eine leichte Progesteron- und Östrogenwirkung und haben eine ausgleichende Wirkung auf diese beiden Hormone. Man kann sie zu Hause mit einem Keimgerät selber herstellen oder auch fertig kaufen. Sie sind sanft abführend und reinigen wie die Chlorella-Alge den Darm.

Proteine (Aminosäuren)

Wirken sich sehr positiv auf das Hormonsystem beiderlei Geschlechts aus. Neben den essenziellen Aminosäuren gibt es noch viele andere. Mehr dazu finden Sie im weiteren Verlauf des Buches.

Dong Quai – Angelica sinensis

Die Wurzeln des Dong Quai haben in Asien eine lange Tradition als Heilpflanze und werden auch als „weiblicher Ginseng" bezeichnet. Sie enthalten Phytoöstrogene und können bei folgenden Beschwerden eingesetzt werden: unregelmäßige und schmerzhafte Periode, Migräne, Hitzewallungen, Verstopfung, Abgeschlagenheit und Energiemangel. Dong Quai wirkt wärmend und hat generell eine entspannende Wirkung auf alle Muskeln. Es zeigt Wirkung gegen Bakterien, Viren und Pilze. In der chinesischen Medizin wird die Wurzel auch auch zur Blutreinigung, bei Blutarmut und zur Stärkung nach einer Krankheit eingesetzt.

Besonders gut für Männer

Es gibt eine Reihe spezieller Pflanzen, die besonders für Männer hilfreich sind. Einige Substanzen erhöhen den Testosteronspiegel und stimulieren auf natürliche Weise die Bildung von Testosteron. Sie sind natürlich auch für Frauen geeignet, deren Testosteronspiegel zu niedrig ist. Andere Pflanzen dagegen sind bekannt für ihre spezielle Wirkung auf die Prostata und deren Gesunderhaltung. Eine gutartige Vergrößerung der Prostata, eine beginnende Prostatahyperplasie, kommt häufig vor und stellt ein erhöhtes Risiko für Männer dar.

Folgende Symptome deuten auf eine Vergrößerung der Prostata hin:

- Schwierigkeiten beim Wasserlassen
- dünner und unergiebiger Harnstrahl
- häufiges Urinieren mit unangenehmem Nachtröpfeln
- nächtlicher Harndrang

Einzelne Substanzen speziell für den Mann beinhalten Nährstoffe, die einem vorzeitigen Alterungsprozess entgegenwirken können und den Mann in der Andropause unterstützen. Viele natürliche Substanzen haben auf das Sexualleben einen positiven und belebenden Effekt. Auf dem Markt gibt es mittlerweile gute und sinnvolle Zusammenstellungen von Wirkstoffen, die sich ergänzen und insgesamt eine sanfte Stimulation der Hormonproduktion darstellen.

Schauen wir uns an, um welche Substanzen es sich dabei im Einzelnen handelt:

Tribulus Terestris

Der Hauptwirkstoff von Tribulus ist Protodioscin, eine Substanz, die die Hirnanhangdrüse durch die Ausschüttung von LH (luteinisierendes Hormon) stimuliert, um bis zu 50 % mehr Testosteron zu bilden. Dabei soll die körpereigene Bildung von Testosteron nicht unterdrückt werden.

Velvet Antler – Pulver aus Hirschgeweih

Velvet Antler hat allgemein einen positiven Einfluss auf eine natürliche Hormonbalance. Velvet Antler stimuliert die Bildung von HGH und der Vorstufe IGF-1. Es sorgt für erhöhte Energie, Ausdauer und tiefen Schlaf. Auf die Haut hat es einen verjüngenden Einfluss. Velvet Antler verbessert die geistige Klarheit und die Merkfähigkeit. Die Muskelaufbau wird gefördert und Fett abgebaut. Heißhungerattacken wird vorgebeugt. Es ist gut fürs Herz, unterstützt die Nieren, verbessert Harninkontinenz , stärkt die Knochen und die Immunabwehr.

Über Velvet Antler gibt es seit über 2000 Jahren Aufzeichnungen. In der chinesischen Medizin wird es als Energietonikum für eine gute Sexualität und als ein Mittel zur Verjüngung eingesetzt. Velvet Antler wird aus dem jährlich abgeworfenen Geweih des männlichen Rotwildes gewonnen und ist reich an Glucosamin. Glucosamin kommt im menschlichen Körper im Bindegewebe, im Gelenkknorpel und der Gelenkflüssigkeit vor. Velvet Antler hilft auch bei Gelenkbeschwerden und Steifheit der Gelenke. Es ist gut gegen Impotenz und Prostataprobleme und kann vorzeitigem Samenerguss vorbeugen.

Long Jax oder Malaysischer Ginseng

Er ist als klassisches Aphrodisiakum und Potenzmittel bekannt. Er hilft, die körpereigene gesunde Testosteronproduktion anzuregen und metabolisch gebundenes und daher nicht verwendbares Testosteron im Körper wieder verfügbar zu machen. Long Jax unterstützt den Fettabbau und den Muskelaufbau.

Ginseng – die Mannswurzel

Die größte Wirkung wird dem amerikanischen weißen Ginseng zugeschrieben. Ginseng kann die Spermienanzahl und die Beweglichkeit der Spermien verbessern und zu einer längeren Erektion beitragen. Weißer Ginseng und der Cordyceps-Pilz stimulieren die Adrenalinausschüttung, was für eine Erektion und auch für die Dauer der Erektion wichtig ist. Ginseng stärkt das Herz, den Kreislauf und das zentrale Nervensystem. Eine wissenschaftliche Studie, die in einem Londoner Krankenhaus durchgeführt wurde, zeigte, dass Pflegepersonal im Nachtdienst, die Ginseng eingenommen hatten, wesentlich leistungsfähiger, konzentrierter und weniger erschöpft waren als die Vergleichsgruppe ohne Ginseng. In weiteren Tests zeigte sich, dass sich auch Psychomotorik, Reaktionsgeschwindigkeit, Lernfähigkeit, Leistungsfähigkeit und Nervenaktivität durch die Einnahme von Ginseng signifikant verbessert hatten. Wirklich eine erstaunliche Wurzel!

Grünlippige Meeresmuschel – Perna Canaliculus

Sie fördert beim Mann die Produktion von Testosteron und regt auf natürliche Weise die Bildung von Wachstumshormonen

(HGH) an, was mit zunehmendem Alter weiter abnimmt und für vielfältige Beschwerden sorgt. Der Extrakt der Grünlippigen Meeresmuschel gilt aufgrund seiner entzündungshemmenden und immunstärkenden Wirkung bei Rheumatikern als Geheimtipp und wird gegen Gelenkentzündungen eingesetzt. Der hohe Gehalt an Mineralien, B-Vitaminen, Aminosäuren, Omega-3-Fettsäuren und Glukosaminen spielt dabei eine wichtige Rolle.

Ginkgo Biloba

Fördert die Durchblutung und erweitert die Blutgefäße, sodass Mangeldurchblutung und die Verklumpungsgefahr des Blutes gesenkt werden können. Für die Erektion ist eine verbesserte Durchblutung elementar.

Ingwer

Unterstützt ebenfalls die Durchblutung. Aber nicht nur für die Erektion ist Ingwer gut, er hilft auch bei der Durchblutung der Haarfollikel und stimuliert einen gesunden Haarwuchs und die Haarstärke.

Sägepalmenbeere – Serenoa repens – Sabal serrulata

Diese Beere kommt ursprünglich aus Nordamerika. Die ölhaltigen Früchte wurden bei den Indianern als Nahrungs- und Stärkungsmittel genutzt, bevor ihre Heilwirkung bekannt wurde. Die Früchte der Sägepalmenbeere wirken regulierend auf den Hormonhaushalt und blockieren beim Mann die Umwandlung von Testosteron in das stark wirkende Dihydrotestosteron (DHT) und beschleunigen dessen Abbau. DHT trägt wesentlich zur Vergrößerung der Prostata bei, mit der Folge, dass der Urinstrahl dünner wird, die Entleerung schwierig und unvollständig ist. Es gibt zahlreiche Studien, die zeigen, dass die Anwendung von Sägepalmenbeeren und deren Sterolen bei einer Prostatavergrößerung helfen, diese Vergrößerung rückgängig zu machen oder zu vermindern. Sägepalmenbeeren sind auch wirksam bei Entzündung der Prostata, bei Erkrankungen des Harntraktes, bei Blasenstörungen, bei Diabetes, Erkrankungen der Brust, geschwollenen Schleimhäuten, Infekten und Bronchitis. Die Beeren sollen bei Unfruchtbarkeit und Impotenz helfen und sogar gut für die Libido sein. Eine weitere Folge, die durch die Umwandlung von Testosteron in Dihydrotestosteron geschieht, ist, dass dabei die Haarwurzeln/Haarfollikel geschädigt und geschwächt werden. Mit der Zeit verkümmert die Haarwurzel, was beim Mann zur Glatzenbildung führen kann.

Pygeum africanum – afrikanische Pflaume

Enthält gleich drei verschiedene Stoffe, die die Prostata schützen und für den Erhalt einer gesunden Prostata sorgen: Beta-Sistosterol hemmt die Bildung der Prostaglandine, die eine Schwellung und Entzündung in der Prostata auslösen können; Terpene haben eine abschwellende Wirkung und Ferulsäure wirkt einer Vergrößerung der Prostata entgegen, indem sie das Hormon Prolactin ausgleicht. Traditionell wird Pygeum in Afrika bei Harnbeschwerden eingesetzt.

Brennnesselextrakt, Kürbiskerne, Rotklee

Ergänzen und unterstützen die gute Wirkung von Sägepalmenbeere und Pygeum. Sie haben abschwellende und entzündungshemmende Eigenschaften. Rotklee ist eher bekannt als Frauenmittel. Bei Männern hilft es, die Veranlagung zu arteriellen Plaques zu senken, die auch zu einer Vergrößerung der Prostata beitragen können.

Eine Ergänzung mit natürlichem Vitamin C, Vitamin E, Vitamin-B-Komplex, Zink, Mangan, Magnesium, Selen, Kupfer, Nachtkerzenöl, Ginseng und Gelée Royal kann auch beim Mann mit dazu beitragen, die Hormonbildung zu fördern.

Für den Mann ist Zink eine besonders wichtige Ergänzung. Es kann bei einer Testosteronbehandlung eine Umwandlung von Testosteron in Östrogene verhindern und ist Bestandteil vieler Enzyme und Co-Faktoren. Es hat Einfluss auf den gesamten Stoffwechsel sowie auf die Wachstums- und Sexualhormone. Weiterhin ist es wichtig für die Zellteilung und den Proteinstoffwechsel.

Welche der beschriebenen Substanzen und Pflanzen Sie verwenden sollten, hängt natürlich vom Ergebnis Ihres aktuellen Hormonstatus ab. Um eine Grundversorgung sicherzustellen und grundsätzlich dafür zu sorgen, dass die Hormonproduktion Ihres Körpers auf einem jugendlichen Niveau bleibt, bieten einige Firmen jedoch auch fertige Mischungen hormonfördernder Substanzen an. An dieser Stelle würde es den Rahmen sprengen, alle aufzuzählen. Sie können sich aber umfassend im Internet informieren. Weiterführende Informationen und Links bietet Ihnen auch meine Website **www.hormony.de**.

Was ist der Unterschied zwischen synthetischen und bioidentischen Hormonen?

Wenn es am Ende der Phase 1 (siehe Abb. 1 im Vorwort) nicht mehr ausreicht, die körpereigene Hormonproduktion durch hormonförderne Substanzen, Phytohormone und Vitalstoffe zu unterstützen oder anzuregen, bleibt nur die Ergänzung mit dem fehlenden Hormon selbst. Dies ist vor allem in der beschriebenen Phase II, also bei beginnenden Beschwerden oder massiven hormonellen Schwankungen oder Ungleichgewichten nötig. Grundsätzlich können Hormone in synthetischer Form, wie sie in der Hormonersatztherapie zum Einsatz kommt, oder als bioidentische oder homöopathisch potenzierte Hormonen ergänzt werden. Ich persönlich bin der Ansicht, dass man den sanften, natürlichen

Weg wählen sollte, wenn der Körper nicht mehr ausreichend Hormone bilden kann. Ich bin also für den Einsatz von bioidentischen oder homöopathischen Hormonen. Im Folgenden möchte ich Ihnen zunächst den Unterschied zwischen synthetischen und bioidentischen Hormonen erläutern.

Stellen Sie sich selbst einmal die Frage: Angenommen, bei Ihnen wird ein Mangel eines bestimmten Hormons festgestellt und Sie sind vor die Wahl gestellt zwischen einem bioidentischen Hormon, also einem Hormon, das ihren körpereigenen Hormonen sowohl strukturell als auch chemisch identisch nachgeahmt ist, versus einem synthetischen Hormonersatzstoff, der künstlich verändert wurde. Für welche Variante würden Sie sich entscheiden? Man muss kein Wissenschaftler sein, um zu erkennen, dass bioidentische Hormone immer die bessere Wahl sind. Dies betrifft übrigens nicht nur die Hormone, sondern auch Vitamine und Mineralien.

Warum gibt es eigentlich synthetische Hormone, wo es doch auch natürlich geht? Ja, das ist wirklich eine berechtigte Frage. Wie so oft geht es um das liebe Geld und um die Patentierbarkeit von Stoffen. Natürliche Stoffe wie Hormone, Vitamine, Pflanzenstoffe etc. kann man nicht patentieren, auch nicht, wenn sie im Labor 1:1 nachgebaut werden. Die Industrie hat somit kein Interesse daran, einen Stoff zu bewerben, der von jedem anderen genutzt werden kann. Also liegt es nahe, die natürlichen Stoffe zu verändern und unter einem gut klingenden Namen herauszubringen. Sie sind dann nur leider nicht mehr natürlich und haben oft unerwünschte Nebenwirkungen, wie die beiden großen Hormonstudien in den USA und Großbritannien bewiesen haben.

„Fünf Millionen Frauen in Deutschland nehmen Hormone zum Schutz vor Altersleiden aller Art", schrieb das Magazin DER SPIEGEL im Jahre 2001. Der Titel des Artikels lautete „Die große Hormonblamage" und bezog sich auf die Ergebnisse der beiden bisher größten Studien über die fatalen Auswirkungen von künstlichen Hormonen für die Gesundheit von Frauen. In den USA und Großbritannien wurden die Studien vorzeitig abgebrochen. Warum? Sie war für die daran beteiligten Frauen nicht mehr zumutbar, da die Ergebnisse zeigten, dass die Einnahme von synthetischen, körperfremden Hormonen zu vermehrtem Auftreten von Brustkrebs, Thrombosen, Herzinfarkt und Schlaganfällen führte (Women's Health Study, USA, und One Million Women Study in Großbritannien). 1975 fiel den Amerikanern zum ersten Mal auf, dass seit Beginn der HET (HET steht für Hormonersatztherapie mit künstlichen Hormonen) die Rate an Gebärmutterkrebs um 600% gestiegen ist! Nach zusätzlicher Gabe von künstlichen Progestinen (chemisch verändertes Progesteron) stieg daraufhin auch die Brustkrebsrate sprunghaft an.

Was sind bioidentische Hormone?

Die Definition eines bioidentischen Hormons ist ganz einfach: Es ist ein Hormon, welches in seiner atomaren Struktur genau dem Hormon entspricht, das der Körper selbst bildet. Bioidentische Hormone werden im Labor den körpereigenen Hormonen 1:1 nachgebildet. Als Ausgangsstoff dient das Saponin Diosgenin der Yamswurz. Um Missverständnissen vorzubeugen, sei hier erwähnt, dass Kapseln oder Cremes aus Yamswurzelextrakt weder mit naturidentischem Progesteron gleichzusetzen sind noch eine Vorstufe des Progesteron sind.

Die Vorteile bioidentischer Hormone liegen auf der Hand:

- Bioidentische Hormone können, wenn sie sinnvoll eingesetzt werden, das Wohlbefinden, die Gesundheit und die Jugendlichkeit fördern.

- Sie verlangsamen den Alterungsprozess.
- Bei richtiger Dosierung und Indikation haben sie keine unerwünschten Nebenwirkungen, was man über synthetische Hormone nicht sagen kann. Es geht z. B. kein Krebswachstum von ihnen aus.
- Die Gehirnleistung, die Konzentration und die Stimmung verbessern sich.
- Sie unterstützen das Muskelwachstum, die Fitness und die Ausdauer.
- Sie fördern Libido und Potenz.
- Sie haben einen positiven Einfluss auf den gesamten Stoffwechsel und können helfen, schlank zu werden und zu bleiben.
- Sie verbessern bestehende Osteoporose verhindern bei rechtzeitiger Anwendung deren Entstehung.

Mehr zu hormonbedingten Krankheiten und deren Heilung finden Sie im Buch „Natürliche Hormontherapie" (siehe Literaturverzeichnis).

Homöopathische Hormone

Neben bioidentischen Hormonen gibt es die homöopathisch potenzierten Hormone. Durch homöopathisch aufbereitete Hormone kann eine sanfte Stimulation der Hormondrüsen erreicht werden. Da Hormone in Picogramm gemessen werden, kann man sich vorstellen, welch unvorstellbar kleine Mengen eines Hormons benötigt werden. Dies mag auch erklären, weshalb eine niedrig potenzierte D4, in der noch eine verschwindend kleine Menge Substanz eines Hormons vorhanden ist, eine gute Wirkung bei vielerlei hormonbedingten Beschwerden bringt. Die Wirkung beruht auch auf einer Regulierung des körpereigenen Hormonsystems in Richtung „Normalität". Mittlerweile gibt es neben Globuli auch homöopathische D4-Cremes.

Homöopathisch potenzierte Hormone sind zwar apotheken-, aber nicht verschreibungspflichtig. Sie können also auch von Heilpraktikern in ihrer Praxisarbeit angewendet werden.

{Exkurs}
„Was ist Homöopathie?"

Der deutsche Arzt Samuel Hahnemann entwickelte schon vor über 200 Jahren einen neuen Ansatz zur damals herrschenden Medizin, der sogenannten Allopathie. Dabei ging es ihm um eine Sichtweise, die den ganzen Menschen heilen und nicht nur einzelne Krankheitssymptome bekämpfen sollte.

„Die Homöotherapie ist eine Heilkunde, die sanft, schnell, gewiss und dauerhaft zu heilen vermag, wenn sie richtig angewandt wird", schrieb Hahnemann schon in jungen Jahren.

Eine zufällige Beobachtung in einem medizinischen Buch, welches Hahnemann übersetzte, ließ ihn aufhorchen: Das, was einen gesunden Menschen krank macht, kann einen kranken Menschen heilen. Diese Erkenntnis verhalf ihm in den folgenden Jahren zum wichtigsten Grundsatz der Homöopathie: „Similia similibus curantur" was so viel heißt wie „Ähnliches wird durch Ähnliches geheilt". Diesen Satz hat Hippokrates, der „Urvater der Medizin" (460–375 v. Chr.) als Erster formuliert. Dieses Simile-Prinzip (Ähnlichkeitsgesetz) stellt ein Naturprinzip dar, das in vielen Bereichen der belebten Natur anzutreffen ist und der Erhaltung des Gleichgewichts im Organismus dient.

Um eine wirksame homöopathische Arznei zu erhalten, muss der Ausgangsstoff (Mineralien, Pflanzenauszüge, Metalle oder Stoffe von Tieren oder Menschen) potenziert werden. Dieser Begriff beschreibt eine spezielle Form des schrittweisen Verdünnens, wobei in jedem Schritt die werdende Arznei auf eine bestimmte Art und Weise und für eine exakt vorgeschriebene Dauer geschüttelt wird. Über dieses Potenzieren lässt die Kraft des Arzneistoffes nicht nach, wie es beim normalen Verdünnen der Fall ist. Ganz im Gegenteil, sie wird stärker. Um zu wirken, werden nur kleinste Mengen gebraucht. Die Wirkweise homöopathischer Arzneimittel führte Hahnemann auf eine in den Arzneistoffen latent vorhandene „dynamische Arzneikraft" zurück, die durch das Verfahren der Potenzierung erst richtig aktiviert wird.

Die Anwendung von niedrig potenzierten Mitteln ist keine Homöopathie im klassischen Sinne, hat aber durchaus eine Berechtigung bei akuten Beschwerden oder aber wenn ein stofflicher Anteil bewusst gewünscht wird.

Werden nur wenige Potenzierungsschritte gemacht, erhält man eine Niedrigpotenz (meist ab D4 bis D12), in der das Ausgangsmittel noch stofflich nachweisbar ist. Solche Potenzen werden von Homöopathen gerne gegen akute Beschwerden eingesetzt, beispielsweise bei Erkältungen. Ein weiterer Anlass für die Anwendung von niedrigen Potenzen besteht bei der Behandlung eines Organs oder, wie bei natürlichen Hormonen, in einer Stimulierung der Hormonbildung.

Mittlere Potenzen (D13 bis D30) wirken sowohl energetisch als auch körperlich. Sie enthalten nur noch sehr wenig bis gar keine stofflichen Anteile des Ausgangsstoffs

mehr. Ab einer Potenz von D23 ist kein Molekül der Ausgangssubstanz mehr nachweisbar. Das Mittel hat jedoch
durch das Potenzieren die energetischen Schwingungen
der Substanz aufgenommen. Je mehr Schritte dabei
gemacht wurden, desto mehr verstärkt sich die Wirkung
des homöopathischen Mittels.

Klassische Homöopathen arbeiten meist mit deutlich
stärker potenzierten Arzneien, den sogenannten Hochpotenzen (ab D30 und höher, z.B. C200, C1000 oder
Q-oder LM-Potenzen). Diese eignen sich zur Behandlung
von chronischen Krankheiten und geistigen Zuständen.
Sie wirken sowohl auf der körperlichen als auch auf der
geistigen Ebene. Hier ist die richtige Wahl des Simile entscheidend. Die Behandlung mit Hochpotenzen gehört in
die Hand eines erfahrenen Homöopathen.

Homöopathische Arzneimittel werden auch heute noch
in aufwändiger Handarbeit und streng nach dem homöopathischen Arzneibuch von Samuel Hahnemann hergestellt, um eine gleichbleibende Qualität und eine gesi-
cherte Wirkung zu gewährleisten.

Interview mit dem Apotheker Dieter Dämmrich, der als einer der Ersten in seiner Apotheke homöopathische Hormone herstellte

Wie sind Sie als Apotheker, der schon jahrelang homöopathische Globuli und Dilutationen herstellt, auf die Idee gekommen?

Durch meine über 30-jährige Erfahrung mit der Herstellung homöopathischer Mittel lag es für mich nahe, diese spezielle Form der Homöopathie oder genauer Isopathie anzugehen, vor allem auch deshalb, weil es kaum Hersteller dafür gibt.

Wie sind Ihre Erfahrungen als Apotheker? Wirken homöopathische Hormone genauso gut wie bioidentische Hormone?

Die Wirkung der homöopathischen Hormone ist nach meiner Erfahrung möglicherweise nicht so schnell und durchschlagend wie die der bioidentischen Form (z. B 3%ige Creme). Allerdings liegt das am Wirkprinzip der Homöopathie, die bekanntermaßen keinen oder wenig direkten stofflichen Einfluss auf den Organismus hat, sondern auf dem Prinzip „Information und Resonanz" beruht, d. h., der Organismus erhält quasi den Impuls, seinen gestörten Hormonhaushalt wieder zu regulieren, was erfahrungsgemäß nicht so schnell funktioniert wie durch die stoffliche Gabe eines Hormons, dafür aber nachhaltiger ist.

Ist es dann nicht unbedenklicher, generell mit homöopathische Hormonen zu behandeln, da viel weniger Substanz drin ist?

Meine eindeutige Antwort lautet „Ja". Nicht nur wegen der geringen Substanzmenge, sondern vor allem deshalb, weil der

Organismus auf homöopathische Reize meist sanfter, aber dafür dauerhafter reagiert. Bei der stofflichen Hormongabe besteht viel eher die Möglichkeit, dass der Organismus nach Beendigung der Anwendung wieder seine alte Problematik bekommt, da die Zufuhr von Hormonen von außen in erster Linie hilft, die Symptome zu beseitigen, und nicht die Ursache der Hormonstörung angeht.

Welche Potenz ist aus Ihrer Sicht am wirkungsvollsten?

Am häufigsten wird die Potenz D4 angewendet, seltener die D6 oder höhere Potenzen wie D12 oder 30. Eine mögliche Erklärung für die gute Wirkung der D4 ist wohl, dass hier noch eine wenn auch geringe Menge an stofflichem Hormon vorhanden ist, die im Verbund mit der homöopathischen Informations- und Reizwirkung sowohl einen „direkten" als auch „indirekten" Einfluss auf den Organismus zeigt.

Welche Hormone kann man nicht homöopathisch herstellen?

Jedes Hormon, welches ich als pharmazeutischen reinen Wirkstoff bekomme, kann ich homöopathisch weiterverarbeiten.

Warum sollte man bei homöopathischem Progesteron zusätzlich die Yamswurz-Urtinktur verwenden?

Möglicherweise „verstärkt" die Yamswurzelurtinktur die homöopathische Wirkung der Hormonglobuli. Viele Anwender und Anwenderinnen nehmen zusätzlich Yamswurzelpräparate in Pulver- oder Kapselform ein, um die natürliche Hormonwirkung des Wirkstoffes Diosgenin zu nutzen, welches bekanntlich der Ausgangsstoff für die Herstellung unserer bioidentischen Hormone ist. Ich kam deshalb auf die Idee, aus einer wilden Yamswurzel eine homöopathische Urtinktur herzustellen und daraus Globuli zu machen. Die ersten Anwender dieser „Kombibehandlung" zeigten bessere Reaktionen und Erfolge als die, welche die Hormonglobuli alleine nahmen. Es handelt sich also hier um eine rein experimentelle Erfahrung und Empfehlung. Außerdem kann durch Verwendung der Yamswurzelglobuli auch noch im Vergleich zu Kapsel- oder Pulverpräparaten deutlich Geld gespart werden.

Sie stellen Hormonglobuli, Tropfen und Cremes her. Was sind die Unterschiede und was ist der Grund, sich für das eine oder das andere zu entscheiden?

Die Tropfenform ist die seltene Ausnahme. 99 % der Anwender verwenden Globuli oder Cremes. Für die Globuli spricht, dass die Aufnahme der Hormone bzw. der Information über die Mundschleimhaut erfolgt, da die Globuli im Mund verbleiben, bis sie sich aufgelöst haben, und dadurch ein direkter Übergang ins Blut und Gewebe erfolgt. Die Cremeform hat die Besonderheit, dass das Hormon direkt über die Haut in den Körper gelangt und der Umweg über den Verdauungstrakt Mund und Magen vermieden wird. Außerdem bevorzugen viele die Verwendung einer Creme. Unterschiede in der Wirksamkeit haben sich meines Wissens bisher nicht gezeigt.

Was ist die Ausgangssubstanz Ihrer Hormonglobuli und Cremes?

Wir verwenden ausschließlich die bioidentischen Hormone der Firma Fagron, die aus der wilden Yamswurzel gewonnen und dann weiterverarbeitet werden.

Werden diese homöopathischen Hormone genauso wie all die anderen homöopathischen Mittel genommen? Gibt es etwas, was man bei der Anwendung von homöopathischen Hormonen beachten sollte?

Empfohlen wird allgemein eine ein- oder zweimalige Anwendung pro Tag, z. B. früh nüchtern oder früh und nachmittags je 5 Globuli oder 1 Hub Creme aus dem Cremespender. Die Anwendung erfolgt also nicht so häufig wie bei normalen homöopathischen Mitteln in dieser Potenz. Allerdings ist die Dosierungsempfehlung des Therapeuten immer vorrangig. Bei der Anwendung von homöopathischen Hormonen muss im Gegensatz zu stofflichen Präparaten nicht auf den Zyklus der Frau geachtet werden.

Kann man verschiedene Hormonglobuli zusammen einnehmen?

Es ist durchaus üblich, verschiedene homöopathische Hormone gleichzeitig anzuwenden. Melatonin sollte nur abends kurz vor dem Einschlafen genommen werden. Bei den homöopathischen Hormoncremes gilt das gleiche Anwendungsschema wie für bio-identische Hormone.

Wie lange sollte man die homöopathisch potenzierten Hormone anwenden?

Die Erfahrung der letzten Jahre mit der Anwendung homöopathischer Hormone hat gezeigt, dass die Behandlung teilweise viele Monate benötigt, um nachhaltige Erfolge zu erzielen. Das liegt sicher auch daran, dass die Hormonstörungen häufig schon monate- oder jahrelang bestehen und der Organismus einfach längere Zeit für die Regulierung benötigt.

**Können homöopathisch potenzierte Hormone
die körpereigene Hormonbildung anregen?**

Die nachhaltigen Erfolge der homöopathischen Hormonbehandlung lassen für mich den Schluss zu, dass der Organismus durch die homöopathischen Hormone offensichtlich häufig wieder in eine geregelte eigene Hormonproduktion kommt.

Wie sehen Sie die weitere Entwicklung?

Die natürliche Hormontherapie wird sicher immer mehr Anhänger finden, da sie eine sehr wirksame und nachhaltige Therapie ist. Allerdings glaube ich nicht, dass die Schulmedizin und vor allem die Pharmaindustrie diese Methode akzeptieren oder gar übernehmen werden.

Was tun bei ernsten Beschwerden oder Krankheitssymptomen?

Wenn bereits starke Beschwerden oder ernsthafte Krankheiten vorliegen (Phase 3), ist die Zeit der Prophylaxe vorbei. Dann geht es um die Behandlung von hormonbedingten Krankheiten. Diese haben die Ärztin Dr. Annelie Scheuernstuhl und ich in unserem Buch „Natürliche Hormontherapie" ausführlich beschrieben (siehe Literaturverzeichnis).

Da jede Hormontherapie in sehr viele psychische und körperliche Bereiche hineinspielt und sehr komplex ist, sollten Sie einige Ratschläge beachten:

- Finden Sie einen qualifizierten Arzt oder Therapeuten, der sich mit natürlichen Hormonen auskennt und Sie begleiten kann.
- Beginnen Sie nie ohne Laboruntersuchung. Für die Steroidhormone (Geschlechtshormone) ist ein Speicheltest die beste Wahl.
- Ihre individuellen Symptome sind ein weiterer wichtiger Indikator, den Sie mit Ihrem Therapeuten besprechen sollten.
- Lassen Sie nach ca. sechs Monaten Ihre Werte erneut testen. Auch Hormone unterliegen einer Dynamik und können sich verändern.
- Ergänzen Sie die Behandlung mit einer Vitalstoffergänzung, sodass Ihr Körper genügend Ausgangsmaterial für die Bildung von Hormonen zur Verfügung hat.
- Machen Sie regelmäßig Sport, mindestens zwei bis drei Mal die Woche, um Ihre körpereigene Hormonproduktion anzuregen.

Anwendung von „natürlichen" Hormonen

Wenn ich von „natürlichen" Hormonen spreche, meine ich bioidentische (naturidentische) oder homöopathisch potenzierte bioidentische Hormone. Über die Haut werden solche natürlichen Hormone schnell und direkt vom Blutkreislauf aufgenommen, ohne dass die Leber sie verstoffwechseln muss. Von dort gelangen sie zu den passenden Rezeptoren im ganzen Körper. Durch die äußerliche Anwendung kommt man mit viel geringeren Mengen des Hormons aus.

Bioidentische Hormoncreme wird am besten abwechselnd an den dünnen und weichen Hautstellen aufgenommen, wie Innenseite der Unterarme, Handgelenke, Handinnenflächen, Fußsohlen, Gesicht, Dekolleté und Hals. Achtung: Nicht direkt auf die Brust auftragen!

Die Dosierung richtet sich nach den Beschwerden.

Wie lange nimmt man natürliche Hormone ein?

Wie bei jeder Therapie sollte man nur so lange natürliche Hormone einnehmen, solange Beschwerden bestehen. Ausnahme: Osteoporose, da kann die Behandlung über Jahre gehen. Wenn man mit homöopathisch aufbereiteten Hormonen therapiert, sollte die Anwendung noch eine Zeit lang (z.T. mehrere Monate) nach Ende der Beschwerden fortgesetzt werden, um eine größere Nachhaltigkeit zu erreichen.

Wichtige Hinweise:

Bei der Einnahme oder Anwendung von naturidentischen und homöopathisch aufbereiteten Hormonen empfiehlt es sich, einmal im Monat eine Pause von fünf Tagen einzulegen, damit sich die Hormonrezeptoren wieder erholen können.

Die Therapie mit naturidentischen, biologischen und homöopathisch aufbereiteten Hormonen ist eine Hormontherapie und nicht zur Selbstbehandlung geeignet. Lassen Sie sich von einem Arzt oder Therapeuten behandeln und begleiten. Naturidentische Hormone sind zudem verschreibungspflichtig. Auf www.hormony.de finden Sie eine ständig aktualisierte Liste von Ärzten und Heilpraktikern, die mit der Behandlung von biologischen Hormonen vertraut sind. Dort finden Sie auch Apotheken, die Erfahrung in der Herstellung von bioidentischen und homöopathisch aufbereiteten Hormonen haben.

In dem Buch **„Natürliche Hormontherapie"** (siehe Literaturangaben) wird ausführlich auf die möglichen Behandlungsschemata mit bioidentischen Hormonen eingegangen. An dieser Stelle möchte ich deshalb nur einige erläuternde Beispiele für den Einsatz von bioidentischen Hormonen und ihre homöopathischen Alternativen aufzeigen.

Dies sind nur Beispiele und sie sind nicht zur Selbstbehandlung gedacht!

DHEA

Frauen können DHEA entweder als Kapsel mit 5–20 mg täglich über einen längeren Zeitraum oder als bioidentische Creme anwenden. Längerfristig reichen meist 10 mg täglich.

Männer können DHEA etwas höher dosiert einnehmen – 25-50 mg als Kapseln täglich. Längerfristig reichen 25 mg täglich.

Homöopathische Alternative für Frauen und Männer:

DHEA D4 (Creme oder Globuli). Morgens und abends 5 Globuli oder 1 kirschkerngroße Menge Creme, je nach Beschwerden. Anzeichen für eine Überdosierung sind zunehmend fettigere Haare und Haut, Akne und eine vermehrte Körperbehaarung.

Aminosäuren und ausreichend tierisches Eiweiß wie Fleisch, Fisch, Geflügel, Eier und gesunde Fette wie Omega-3-Fettsäuren können Ihre DHEA-Konzentration verbessern.

Progesteron

Frauen: Vor der Menopause und solange noch ein monatlicher Zyklus vorhanden ist, wendet man Progesteron nur in der 2. Zyklushälfte an. Beginnen Sie mit der täglichen Anwendung der 3%igen Progesteroncreme (ca. haselnussgroße Menge), um den 11. Zyklustag (+-1 Tag, graue Unterlegung).

Sie nehmen die Creme 1–2 Mal täglich bis zum Beginn Ihrer nächsten Periode. Während der Periode verwenden Sie keine Creme, egal wie lange sie andauert.

Mit Beginn der nächsten Regelblutung kann das Behandlungsschema erneut beginnen.

Schema:

1. Tag der Regelblutung = 1. Zyklustag

1 2 3 4 5 6 7 8 9 10 11 12 13 14 15 16 17 18 19 20 21 22 23 24 25 26 27 28

Wenn kein Zyklus mehr vorhanden ist: 1–2 Mal täglich, 1–2 cm der 3%igen Progesteroncreme auf dünne Hautschichten auftragen.

Homöopathische Alternative für Frauen und Männer:

Progesteronum D4 (Creme oder Globuli).

Dosierung: Morgens und abends jeweils 5 Globuli oder eine kirschkerngroße Menge der Creme. Gleiches Schema wie in der Grafik.

Die zusätzliche Einnahme von Yamswurz-Urtinktur (5 Globuli täglich) hat sich bewährt.

Männer verwenden drei Wochen lang 1 %ige Progesteroncreme.

Dosierung:1–2 cm der Creme täglich auf dünne Hautstellen auftragen. Danach eine Woche Pause einlegen und erneut mit der Anwendung beginnen.

Anzeichen für zu viel Progesteron können Schwindel und Müdigkeit sein. Es kann bis zu Apathie und Depression gehen. Zu langer Schlaf und fehlende Lust auf Sex können weitere Anzeichen für eine Überdosierung von Progesteron sein.

Auch Stress hat Einfluss auf den Eisprung und die Bildung von Progesteron. Sorgen Sie deshalb für Ausgeglichenheit und eine ausreichende Eiweißaufnahme (Geflügel, Fisch, Aminosäuren).

Östradiol

Östradiol wirkt stark und sollte daher vorsichtig dosiert werden. In den Wechseljahren reicht bei Bedarf die tägliche Anwendung einer Mischcreme mit 1 bis 3 % Progesteron zu 0,01 % 17-Beta-Estradiol aus. 17-Beta-Estradiol ist das naturidentische Östradiol (Männer verwenden eine 1 %ige Progesteroncreme, Frauen eine 3 %ige).

Es gibt mittlerweile Apotheken, die solche Cremes herstellen (Adressen finden Sie im Anhang). Östradiol sollte nicht oral eingenommen werden, da dieses Hormon in der Leber gespeichert wird und dort zu Störungen führen kann. Es kann bei beginnendem

Rückgang des Hormons durch pflanzliche Östrogene, sogenannte Phytoöstrogene wie Cimicifuga, ergänzt werden.

Symptome einer Überdosierung zeigen sich in Überempfindlichkeit, Nervosität und Reizbarkeit, einem aufgedunsenen Gefühl am Bauch oder am ganzen Körper und PMS.

Frauen mit Zyklus: Bioidentische Östradiolcreme oder Gel in der ersten Zyklushälfte (Tag 1–12, dunkle Kennzeichnung) anwenden. Der erste Tag mit Blutungen ist Tag 1.

Ca. 0,25–0,5 mg Creme oder Gel täglich auf dünne Hautstellen auftragen. Das entspricht etwa einer haselnussgroßen Menge.

Vermeiden Sie das Auftragen auf Brust, Hals oder Gesicht.

In der zweiten Zyklushälfte (Tag 13–24, helle Kennzeichnung) sollte dann eine reine 3%ige Progesteroncreme verwendet werden.

Schema

1. Tag der Regelblutung = 1. Zyklustag

1 2 3 4 5 6 7 8 9 10 11 12 13 14 15 16 17 18 19 20 21 22 23 24 25 26 27 28

Homöopathische Alternative für Frauen:

In der ersten Zyklushälfte (dunkle Kennzeichnung) Östradiol D4-Creme oder -Globuli verwenden. Morgens und abends jeweils eine haselnussgroße Menge Creme oder 5 Globuli.

In der zweiten Zyklushälfte (helle Kennzeichnung) sollte man Progesteronum D4-Creme oder Globuli verwenden. Zusätzlich empfiehlt sich die Einnahme von jeweils 5 Globuli Yamswurz-Urtinktur täglich.

Frauen ohne Zyklus können bei einem Östradiolmangel entweder eine Mischcreme aus 3% Progesteron zu 0,01% 17-Beta-Estradiol 3 Wochen anwenden oder eine reine Östradiolcreme mit 0,25–0,5 mg Creme oder Gel. Das entspricht etwa einer hasel-nussgroßen Menge.

Vermeiden Sie das Auftragen auf Brust, Hals oder Gesicht.

Frauen ohne Zyklus wenden die reine Östradiolcreme nur die ersten 12 Tage an, danach sollte vom 13.–24. Tag eine 3%ige Progesteroncreme verwendet werden.

Männer können bei einem Östradiolmangel entweder eine Mischcreme aus Progesteron und Östradiol oder täglich ca. 0,25 mg Östradiol (kirschkerngroße Menge) verwenden. Creme auf dünne Hautstellen auftragen.

Vermeiden Sie das Auftragen auf Brust, Hals oder Gesicht.

3 Wochen anwenden, danach eine Woche Pause machen. Werte nach spätestens fünf bis sechs Monaten erneut testen lassen!

Homöopathische Alternative:

Östradiol D4 (Creme oder Globuli)

Dosierung: morgens und abends jeweils 3 Globuli oder eine kirschkerngroße Menge der Creme, je nach Beschwerden.

Für alle Hormone gilt: Essen Sie gut und ausreichend, vor allem genügend Eiweiß. Ohne ausreichende Proteine hat der Körper nicht genügend Bausteine, um Hormone zu bilden und Zellen zu reparieren. Zu viel Stress kann die Hormonbildung beeinträchtigen.

Behalten Sie Progesteron und die Schilddrüse immer mit im Auge. Aber auch Kaffee und Alkohol wirken sich negativ aus. Wie Dr. Hertoghe im Interview auf Seite 76 berichtet, kann durch Kaffee und Alkohol der Östradiolspiegel um 60% steigen. Vollkornprodukte sind aus seiner Sicht nicht zu empfehlen, denn dann geschieht genau das Gegenteil: Die darin enthaltenen Ballaststoffe entziehen dem Körper Östrogene. Plastik und Kunststoffverpackungen tun ein Übriges.

Cortisol

Für **Frauen und Männer**:

Bei sehr großer Erschöpfung und Burnout kann für einige Zeit Hydrocortison (= natürliche, bioidentische Form von Cortisol) helfen, wieder "Land zu sehen". 3–10 mg zwei bis drei Mal täglich, je nach Belastungssituation.

Hydrocortison ist verschreibungspflichtig. Eine zusätzliche Ergänzung mit DHEA und Melatonin kann sinnvoll sein. Auch die Schilddrüse und HGH können die Cortisolproduktion stimulieren.

Als homöopathische Alternative kann man Cortisonum D4 (als Creme oder Globuli) geben.

Dosierung: morgens und nachmittags 5 Globuli oder 1 kirschkerngroße Menge der Creme, je nach Beschwerden.

Es gibt in der Natur Stoffe, die sich günstig auf Stress und Nebennieren auswirken, wie z.B. das homöopathische Präparat Phytocortal-N® (Steierl Pharma). Es unterstützt die Nebenniere und regt die Produktion von Cortisol an. Man kann mit zweimal täglich 10 Tropfen beginnen und dann langsam bis zu zweimal täglich 30 Tropfen steigern. Die Flüssigkeit kann unverdünnt oder mit etwas Wasser vor den Mahlzeiten eingenommen werden.

Zur Vermeidung von Rückfällen ist eine kurmäßige Anwendung, z.B. zweimal jährlich für zwei bis drei Monate empfehlenswert.

Synthetisches Cortison ist wesentlich stärker und kann bei längerer Anwendung zu Übererregtheit, Mondgesicht, Stammfettsucht, Stiernacken und extrem dünner Haut führen.

Ausreichend tierisches Eiweiß wie Fleisch, Fisch, Geflügel, Eier und gesunde Fette wie Omega-3-Fettsäuren helfen, die Cortisolkonzentration zu verbessern. Um den Cortisolwert im Normbereich zu halten, achten Sie darauf, dass Ihre Stressbelastung nicht dauerhaft zu hoch ist, und halten Sie ein Ihrem Alter entsprechendes gesundes Körpergewicht. Zusätzlich kann die Nebenniere durch die Gabe von Vitamin C, den wichtigsten B-Vitaminen, Magnesium, Chrom und essenziellen Aminosäuren unterstützt werden.

Testosteron

Empfohlen wird, je nach Alter und Mangel, 0,15–0,3 mg/Tag bioidentisches Testosteron als Creme oder Gel (z.B. Androtop der Firma Kade oder Testogel der Firma Jenapharm).

Dosierung: Für **Frauen** reicht ein Tütchen aus, verteilt auf eine Woche, welches normalerweise für den **Mann** als tägliche Dosis gedacht ist. Gibt sehr schnell Energie! Nicht auf behaarte Körperstellen auftragen, sondern auf die Innenseite der Unter- oder Oberarme, Kniekehlen, Schultern und Fußgelenke.

Homöopathische Alternative Frauen und Männer:

Testosteronum D4 (Creme oder Globuli).

Dosierung: morgens und abends jeweils 5 Globuli oder 1 kirschkerngroße Menge Creme, je nach Beschwerden.

Wichtiger Hinweis:

Die Gefahr der Überdosierung von Testosteron speziell bei Frauen ist hoch und kann zu irreversiblen Symptomen führen. Plötzliches aggressives Verhalten kann beispielsweise auf einen zu hohen Testosteronspiegel zurückzuführen sein. Daher mag es sinnvoll sein, einen niedrigen Testosteronspiegel bei Frauen zuerst mit DHEA zu therapieren. Fehlt ein Enzym für die Umwandlung in Testosteron, gelingt das jedoch nicht. Wenn die 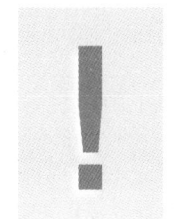 Patientin sehr wenig Energie hat, kann für eine kurze Zeit Testosteron direkt gegeben werden. Achtung: DHEA und Testosteron nicht gleichzeitig verwenden!

Des Weiteren muss man beachten, dass Testosteron in Östradiol umgewandelt werden kann.

Sport, körperliche Betätigung und Fettabbau lassen den Testosteronspiegel auf natürliche Weise steigen. Sport stimuliert die Testosteronbildung und ist gleichzeitig eine milde Hormontherapie, da es auch für die Bildung anderer Hormone wichtig ist. Zu viel Alkohol, Rauchen und übermäßiger Stress können sich negativ auf die Testosteronbildung auswirken.

Eine gute Aminosäurenzusammensetzung verstärkt die Bildung von Testosteron und Dihydrotestosteron. Und essen Sie genügend Proteine wie Fleisch, Fisch, Eier und gute Fette. Meiden Sie Alkohol und trinken Sie nur wenig Kaffee.

HGH-Wachstumshormon

Anti-Aging-Ärzte sind sich einig, dass die erfolgreichste Art der Verabreichung von HGH das tägliche Injizieren einer kleinen Menge vor dem Schlafengehen darstellt. Die Dosis liegt zwischen 0,05 und 1,0 IE pro Tag. In den USA ist das weitverbreitet.

Nun gibt es Vorstufen und sublinguale Sprays, die viel verspre-
chen. Ich persönlich habe einmal über einige Wochen ein Spray
verwendet. Schwer zu sagen, ob es was gebracht hat. Ansonsten
habe ich wenig Erfahrung mit HGH, und bevor ich mir jeden Tag
eine Spritze setze, muss viel passieren.

Es gibt durchaus natürliche Möglichkeiten, das HGH zu steigern. Ich versuche beispielsweise, nicht zu spät schlafen zu gehen,
ab und zu mal ein Abendessen ausfallen zu lassen, dazu eine tägliche Ergänzung mit Aminosäuren vor dem Schlafengehen und
regelmäßige Bewegung.

Meiden Sie Kaffee und Alkohol. Auch Rauchen hat einen negativen Einfluss auf die Bildung von HGH, da der Somatomedin-C-
Spiegel dadurch dauerhaft sinkt. Über Somatomedin-C erfolgt die
eigentliche Wirkung von HGH. Auch die Östrogene und Insulin
stimulieren die Produktion von Somatomedin-C. Herrscht ein
Mangel an diesen Hormonen, wird automatisch weniger HGH
gebildet.

Pregnenolon

5-50 mg Pregnenolon täglich, allerdings nie ohne ärztliche Begleitung. Besonders bei jüngeren Frauen kann Pregnenolon in die
Hormone Cortisol, DHEA, Progesteron und Aldosteron umgewandelt werden!

Homöopathische Alternative: Pregnenolon D4, 5 Globuli oder
Creme täglich morgens und abends.

Die Hormone Insulin, Östradiol und HGH stimulieren die Bildung von Pregnenolon. Auch hier gilt es, für eine ausreichende
Eiweißzufuhr zu sorgen.

Schilddrüsenhormone bei Unterfunktion

Wurde ein Mangel festgestellt, kann er mit bioidentischen Schilddrüsenhormonen behoben werden, z. B. mit L-Thyroxin. Wenn der Körper Thyroxin nicht in eine aktive Form umwandeln kann, ist Armour Thyroid® aus den USA eine gute Lösung. Dieses Schilddrüsenmedikament enthält sowohl T3 (20%) als auch T4 (80%).

Es gibt Präparate biologischen Ursprungs mit gefriergetrocknetem Schilddrüsenextrakt vom Schwein, die individuell in Apotheken hergestellt werden. Auch die klassische Homöopathie kann bei Schilddrüsenproblemen helfen, z. B. kann Thyreoidinum in den verschiedendsten Potenzen nach einer Anamnese und Absprache mit dem Therapeuten gegeben werden.

Die meisten Schilddrüsenpatienten nehmen nur Thyroxin ein, das schwache Prohormon des hochwirksamen Trijodthyronins. Dr. Thierry Hertoghe und Dr. Jules-Jaques Nabet sind der Meinung, dass die beste Therapie für die meisten älteren Menschen zusätzlich zu Thyroxin in der Gabe kleiner Mengen Trijodthyronin besteht. Sie begründen es damit, dass die natürliche körpereigene Umwandlung des praktisch inaktiven Schilddrüsenprohormons, Thyroxin, in aktives Schilddrüsenhormon, Trijodthyronin, im Alter meist verzögert abläuft. (Siehe Literaturverzeichnis: Hertoghe/Nabet: „Bleiben Sie länger jung").

Ein erhöhter Cortisolspiegel verstärkt die Wirkung der Schilddrüsenhormone.

Eine Überdosierung zeigt sich in starkem Herzklopfen, Gefühl von Hitze und Ersticken, feuchter Haut, Schweißausbrüchen, extremem Durst, enormem Appetit, Gewichtsabnahme trotz vielem Essen, Hyperaktivität, zittrigen Händen und Schlafstörungen.

Auch die Schilddrüse benötigt für die Hormonbildung eine gute Zusammensetzung der wichtigsten Aminosäuren und eine ausgewogene Ergänzung mit Mineralien und Vitaminen, ganz wichtig ist dabei Selen. Algen und Meeresfrüchte sind eine gute Ergänzung. Bei Fisch sollten Sie auf die Schwermeltallbelastung achten. Experten gehen mittlerweile davon aus, dass es sich bei Schilddrüsenveränderungen nicht immer um einen Jodmangel handelt, sondern um eine Verwertungsstörung. Exzessiv hohe Jodzufuhr kann die Bildung von Schilddrüsenhormonen blockieren und zu Veränderungen an der Schilddrüse führen.

Melatonin

Der individuelle Bedarf variiert zwischen 0,2 bis 10 mg Melatonin täglich (Kapseln oder Tabletten). Sie werden kurz vor dem Schlafengehen eingenommen. In Absprache mit Ihrem Therapeuten und wenn ein Mangel durch einen Labortest bestätigt wurde, können Sie folgendermaßen vorgehen: Brechen Sie eine Tablette von 1 mg in mehrere Stücke und beginnen Sie mit einer geringen Einnahme. Wenn Sie morgens Schwierigkeiten haben, aufzuwachen, Sie wilde Träume und einen dicken Kopf haben, ist die Dosierung zu hoch. Erhöhen Sie die Dosis, wenn Sie nicht ausreichend Schlaf finden. Weiter unten finden Sie zusätzliche Maßnahmen, die Ihnen zu einem erholsamen Schlaf verhelfen.

Homöopathische Alternative:

Melatoninum D4 (Globuli). Abends 5 Globuli eine halbe Stunde vor dem Schlafengehen unter die Zunge geben.

Mit diesen Maßnahmen helfen Sie Ihrem Körper, einen erholsamen Schlaf zu finden:

- Gehen Sie nicht zu spät schlafen, am besten vor Mitternacht, und stehen Sie nicht zu spät morgens auf.

- Bemühen Sie sich um einen geregelten Schlafrhythmus und sorgen Sie für frische Luft im Schlafzimmer. Es sollte nicht zu warm und nicht zu kalt sein.
- Wichtig für eine gesunde Melatoninbildung ist tagsüber Sonnenlicht und nachts komplette Dunkelheit.
- Machen Sie abends nach dem Essen einen Spaziergang an der frischen Luft.
- Reduzieren Sie Stress, kommen Sie abends zur Ruhe, schalten Sie ab. Eine abendliche Meditation, autogenes Training oder entspannende Musik können Sie dabei unterstützen.
- Essen Sie abends nur wenig, um den Körper nicht mit unnötiger Verdauungsarbeit zu belasten und um die Bildung von Melatonin und HGH zu unterstützen. Zu viel Fleisch, Fisch, Meeresfrüchte und Alkohol können den Schlaf und die Melatoninbildung stören. Vor dem Schlafengehen haben sich die Aminosäuren Tryptophan und Carnitin bewährt, aber auch Calcium und Magnesium und die B-Vitamine, hier besonders Vitamin B3.

Serotonin

Aus der essenziellen Aminosäure Tryptophan wird 5-Hydroxytryptamin (5-HTP) gebildet, das einen niedrigen Serotoninspiegel steigen lässt. Bei einem Serotoninmangel kann 5-HTP auf natürliche Weise helfen. Enthalten ist es im Samen der afrikanischen Pflanze Griffonia simplicifolia. Es kann neben Serotonin auch die Bildung anderer Neurotransmitter wie Melatonin, Dopamin, Noradrenalin und Betaendorphin anregen. 5-HTP wird in der orthomolekularen Medizin bei depressiven Symptomen speziell in der prämenstruellen Phase und bei Schlafstörungen eingesetzt. Der Vorläufer Tryptophan zählt zu jenen Aminosäuren, die wir kaum über unsere Nahrung decken können. Es ist in Walnüssen, Kalbfleisch,

Bananen, Hüttenkäse, Camembert, Thunfisch, Hühnerei, Hasel-
nüssen, Schokolade und Weizenkeimen enthalten.

Ein Mangel kann über eine Speichel- oder Blutprobe ermittelt
werden.

Insulin

Bei einem **Diabetes mellitus Typ 1** erfolgt die Behandlung mit
täglichen Injektionen von Humaninsulin.

Bei **Diabetes mellitus Typ 2**, dem Altersdiabetes, kann mit einer
Umstellung der Ernährung, einer Reduzierung des Körpergewichts, durch Sport und eine gute Nährstoffergänzung viel erreicht
werden. Mit Mineralien plus Zink, Gammalinolensäure und
Carnitin kann man die Glukosetoleranz erhöhen, sodass mehr
Glukose in die Zellen gelangen kann. Östradiol und Testosteron
wirken sich positiv auf die Insulinbildung aus.

Interview mit Prof. Dr. Dr. Johannes Huber, Universitätsklinikum Wien

*Der Gynäkologe und Theologe Dr. Dr. Johannes Huber ist Profes-
sor an der Medizinischen Universität Wien und Leiter der Abteilung
Endokrinologie und Reproduktionsmedizin an der Wiener Uniklinik
für Frauenheilkunde. Darüber hinaus ist er noch in eigener Frauen-
arztpraxis tätig. Internationale Bekanntheit erlangte er durch Vorträge, Kurse und seine zahlreichen Bücher über Anti-Aging, Frauenheilkunde und Hormone.*

**Herr Prof. Dr. Huber, was sind aus Ihrer Sicht die
wichtigsten Gründe für ein frühzeitiges Altern?**

Einerseits das genetische Programm und andererseits die Über-
lastung unseres Körpers mit Fremdeinflüssen, Genussgiften und
vor allem, und das ist mein Hauptdogma, mit einem „Überes-
sungssyndrom". Die Menschen essen in der zweiten Lebenshälfte
zu viel, und das erzeugt sehr viele negative Nebenwirkungen.

**Wird die Bedeutung der Hormone im Alterungsprozess
unterschätzt? Nur sehr wenige Ärzte wissen davon.**

Man kann mit den Hormonen nicht ewige Jugend erkaufen, aber
man kann einiges bewirken. Wenn die Hormone bei der Frau in
der Mitte des Lebens zu rasch ausfallen und das furchtbare Probleme verursacht, dann ist es natürlich sehr sinnvoll, Hormone
zuzuführen, und zwar so, dass der natürliche physiologische
Abfall gemildert wird. Und das ist die sinnvolle Sache der Hormonersatztherapie. Meine Philosophie ist, dass man Hormone
nur dann zuführen soll, wenn sie wirklich fehlen, und dass man
das vorher wirklich genau feststellen muss. Mein Credo ist, dass
man sich an den besten Arzt dabei hält, den es gibt – und das ist
er eigene Körper. Wenn der Probleme meldet, dann soll man die
Hormone zuführen.

**Wenn ein Patient wegen einer Anti-Aging-Behandlung
zu Ihnen in die Praxis kommt, mit welchen Maßnahmen
beginnen Sie?**

Schauen Sie, es gibt nur eine einzige Maßnahme (lacht) und das
ist: Acht Stunden vor Mitternacht, wie vor einer Operation, nichts
zu essen. Das ist die einzige wirkliche Anti-Aging-Methode, die
geprüft ist und die man mit gutem Gewissen raten kann.

(**Anmerkung**: Prof. Dr. Huber empfiehlt die „goldene 14-Stun-
den-Regel" einzuhalten. Dadurch könne man sich manches an
gesundheitlichen Problemen ersparen. Und zwar geht es darum,

ab und zu 14 Stunden lang nichts zu essen, möglichst über Nacht. Denn wichtig ist, dass unser Verdauungsapparat vor Mitternacht leer ist, dass die Glucose- bzw. der Blutzuckerspiegel und der Insulinspiegel sich absenken. Denn dadurch wird aus der Hypophyse das Wachstumshormon HGH freigesetzt. HGH repariert unseren Körper überall dort, wo Schäden auftreten. Gleichzeitig senkt sich bei leerem Magen während des Schlafs die Körpertemperatur um zwei bis drei zehntel Grad ab. Das wiederum ergibt einen Effekt, der dem Winterschlaf ähnlich ist und den Verschleiß im Körper mindert.)

Welche Hormone müssen in der Praxis am häufigsten ergänzt werden und in welcher Form?

Das kann man anhand der Anamnese erforschen oder auch anhand von Laboruntersuchungen. Ich setze Hormone nur dort ein, wo wirklich ein subjektives oder objektives Problem vorhanden ist, das ich mildern kann. Zum Beispiel das Altern bei Schleimhäuten in der Scheide, das Altern des Beckenbodens, Haarverlust usw. Das ist dann natürlich schon differenziert. Da müssen Sie wie ein Kriminalinspektor vorangehen und erkunden, was los ist, und können oft einen Indizienbeweis führen.

Gibt es etwas, was man im Vorfeld tun kann, um die Hormonproduktion im Zuge des Älterwerdens weitgehend aufrechtzuerhalten?

Man kann auf die Geheimnisse von Mutter Natur zurückgreifen. Da gibt es eine Substanz, von der man nicht vermutet hätte, dass sie epigenetische Wirkungen hat. Diese Substanz ist kaum auszusprechen, sie heißt Epigallocatechingallat und ist die Hauptsubstanz mancher Sorten des grünen Tees. Der grüne Tee ist sicher ein Zauberkraut, auch Kurkumin, aber die sind nicht so gut erwiesen wie die Kalorienrestriktion.

Ich habe gelesen, dass Sie an Studien über Rotklee und anderen Phytohormonen mitgewirkt haben. Was haben diese Studien ergeben?

Die Studie haben wir in „Fertility and Sterility" publiziert. Das ist das angesehenste gynäkologische Journal der Vereinigten Staaten. Und in einem Satz ist es so: Bei leichten und mittleren Wechselbeschwerden helfen die Pflanzenhormone. Bei schweren helfen sie nicht, da sind sie zu schwach. Allerdings ist es relativ neu. Da ist sicher noch ein gewisses Potenzial enthalten.

Als wie wichtig erachten Sie die Telomerase?

Das ist ein hochinteressantes Forschungsgebiet, wobei allerdings die Medizin das noch nicht wirklich letzten Endes durchschaut. Denn Sie können damit auch den Krebs züchten und nicht nur die Zelle verjüngen. Das ist ein sehr enger Konnex. Interessant ist, dass Sie durch einen „comprehensive lifestyle", durch Meditation, die Telomere verlängern können. Das ist interessant. Mit täglich 50 Minuten Meditation oder Yoga erreichen Sie auch einen Telomere-Effekt, und das ist sicher der bessere Weg.

Wo steht die Wissenschaft heute und was wird in den nächsten Jahren möglich sein?

Die Genome und die Epigenome, die werden sicher noch große Überraschungen bringen. Das Dechiffrieren der epigenetischen Codes und das Erkennen der Epigenetik. Daran wird gerade geforscht.

Epigenetik

Das 20. Jahrhundert war das Jahrhundert der „Gene". Immer waren die Gene an allem schuld. Bekam jemand eine Krankheit, waren Kinder besonders intelligent oder bestand die Neigung zu Gewalttätigkeit oder Dicksein, hatte man den Übeltäter schnell ausgemacht: Es waren die Gene. Wie der relativ neue Wissenschaftszweig der Epigenetik zeigt, sind unsere Gene nicht unabdingbar, sondern verändern sich je nach Einflüssen. Unser Umfeld, unsere Erziehung, unser Lebensstil und unsere Gewohnheiten prägen uns nachhaltiger als das, was wir als Gene „mitbekommen" haben. Haben wir unsere Prägung mehr dem Einfluss unserer Gene oder dem unserer Umwelt zu verdanken? Das Spannende ist, dass zwischen beiden eine wechselseitige Abhängigkeit besteht. In seinem zuletzt erschienen Buch: „Liebe lässt sich vererben" geht Prof. Dr. Huber auf die epigenetischen Einflüsse in unserem Leben ein.

Es geht darum, dass während des gesamten Lebens die epigenetische Codierung verändert werden kann. Allerdings gibt es in der Entwicklung als Mensch gewisse Phasen, die besonders prägend sind. Diese Phasen sind die Schwangerschaft, die ersten Lebensjahre und die Pubertät. Erziehungsfehler werden epigenetisch fixiert, aber auch wie viel menschliche Nähe und Kuscheleinheiten ein Baby bekommen hat. Durch die Epigenetik entsteht in gewissem Sinn auch eine neue Moral im Hinblick auf unsere Umwelt, die Natur, also die Welt, in der wir leben. Wir verändern uns permanent und passen uns neuen Umständen an. Die Frage nach dem freien Willen tut sich auf. Laut Prof. Dr. Huber ist es die Gewissensforschung, die da ein Schlupfloch auftut. Wenn bereits im Vorfeld die Entscheidung fällt, wie wir uns durch unsere Gewissenserforschung epigenetisch in eine neue, in eine korrigierte Bahn hineinmanövrieren können, haben wir immer die Wahl, neue, bessere Wege zu gehen und dadurch die epigenetisch Einflüsse für uns und andere zu verbessern. Wir können gespannt sein, was das Dechiffrieren der epigenetischen Codes noch für Überraschungen birgt.

Teil 2

Im ersten Teil haben wir uns intensiv mit der Rolle der Hormone im Alterungsprozess beschäftigt. Ziel war es aufzuzeigen, welche wichtige Rolle die Hormone haben und wie Sie es schaffen können, den Hormonhaushalt auch mit fortschreitendem Alter hoch und aktiv zu halten. Aber Hormone sind nicht alles. Es gibt noch eine ganze Reihe weiterer wichtiger Faktoren für das Älterwerden – und Strategien damit umzugehen.

Hormone sind nicht alles – weitere wichtige Einflussfaktoren auf das Älterwerden

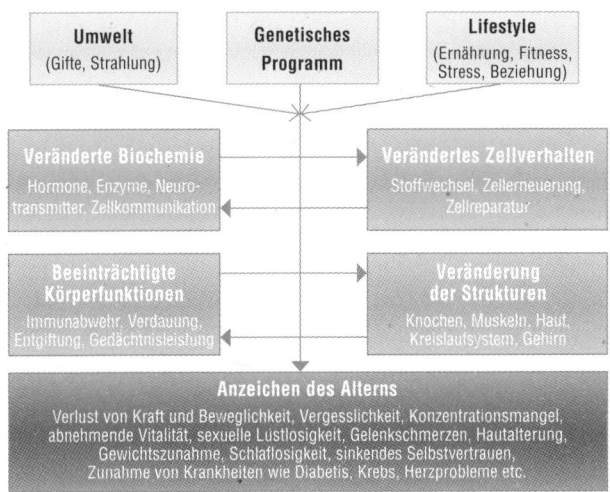

Abb. 17: Einflussfaktoren auf das Altern (nach Dr. Philip Lee Miller)

Umweltfaktoren, unser genetisches Programm und unser Lebensstil sind zusammengenommen für unser Altern verantwortlich. Hormone spielen dabei eine wichtige, aber nicht die einzige Rolle. Ziel aller Anstrengungen im Bereich Anti-Aging ist es, den natürlichen Alterungsprozess zu verlangsamen, um so ein gesünderes und erfülltes Leben zu führen. Wenn die obere Abbildung also den „Ist-Zustand" beschreibt, stellt die folgende Grafik den „Soll-Zustand" dar.

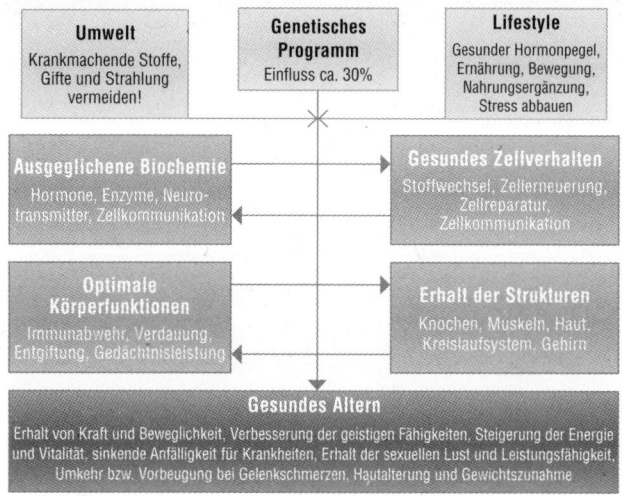

Abb. 18: Gewünschter Zustand im Alterungsprozess (nach Dr. Philip Lee Miller)

Ein umfassendes Programm, das die verschiedenen Ursachen des Alterns positiv beeinflusst, kann die Gesundheit maximieren und das Altern hinauszögern.

Im Folgenden sollen die wichtigsten Einflussfaktoren auf unser Altern beschrieben sowie Strategien und einfache Maßnahmen aufgezeigt werden, diese Faktoren positiv zu beeinflussen. Zusammen mit der Aufrechterhaltung eines gesunden Hormonniveaus wirken die Strategien positiv auf Körper und Geist und sorgen dafür, dass man sich länger jung und aktiv fühlt.

Freie Radikale

Die schädigenden Wirkung von freien Radikalen ist heute All-gemeinwissen und durch viele Studien belegt. Freie Radikale entstehen bei der Energiegewinnung in den Mitochondrien, den Kraftwerken der Zelle. Dazu benötigen sie Sauerstoff. Bei diesem Prozess entsteht, sozusagen als Abfallprodukt, Kohlendioxid und sogenannte „freie Radikale". Darunter versteht man besonders reaktionsfreudige Sauerstoffmoleküle, denen ein Elektron oder mehrere Elektronen fehlen. Diese fehlenden Elektronen werden nun aus der DNA, den Zellwänden oder von anderen Molekülen, wie den Antioxidantien geraubt. Stehen nicht genügend dieser Antioxidantien zur Verfügung, schädigen diese aggressiven Sau-erstoffmoleküle oder freie Radikale auf Dauer die Zellen und das Erbgut. Zellreparaturen können nicht mehr erfolgen. Schä-digende Umwelteinflüsse wie Rauchen, Umweltgifte und Strah-lung verursachen zusätzlich eine Flut an freien Radikalen und beschleunigen den Alterungsprozess. Durch oxidativen Stress wer-den auch nicht abbaubare Abfallprodukte wie Lipofuszin gebildet. Lipofuszin wird auch als Alterspigment bezeichnet. Es besteht aus oxidierten Proteinen und Fettclustern, die sich unschön als bräunliche Hautveränderung, sogenannte Altersflecken, zeigen.

Nun ist es so, dass unser Immunsystem kleine Mengen freier Radikale braucht, um Bakterien und Viren zu zerstören, allerdings nicht in diesen Mengen, wie sie produziert werden. Wir können die Bildung freier Radikale auch nicht verhindern, denn schon allein durch unser Essen entstehen viele davon. Weniger essen wäre eine gute Wahl, aber dann müssten wir mit dem Weniger auch das Richtige essen. Ein schwieriges Unterfangen und sicher für viele nicht umsetzbar! Exzessiver Sport, Stress, Krankheiten, Entzündungen, Reaktionen auf Allergene und krankmachende

Gifte erhöhen die sauerstoffabhängigen Reaktionen in unseren Zellen und steigern so die Zahl der entsprechenden freien Radikale. Die Konzentration an reduziertem Glutathion, dem stärksten körpereigenen Antioxidans, sinkt.

[Exkurs]
Reduziertes Glutathion
gegen Zellschädigungen

Reduziertes Glutathion ist das wichtigste, vom Körper selbst gebildete intrazelluläre Antioxidans und besteht aus den drei Aminosäuren Glutaminsäure, Cystein und Glycin. Es spielt im menschlichen Organismus eine Hauptrolle für Energie und Leistungsfähigkeit und schützt die Zellen vor freien Radikalen. Wie Sie gerade gelesen haben, bewirken freie Radikale in Form von hochreaktiven Sauerstoffverbindungen Schädigungen an der DNA, die die Leistungsfähigkeit der Mitochondrien, den Kraftwerken der Zellen, mindert, was zu vorzeitiger Alterung führt. Ein Gegenspieler dieses Prozesses ist das reduzierte Glutathion – die aktive Form des Glutathions. Es entschärft und sorgt dafür, dass freie Radikale neutralisiert werden und weniger Schaden anrichten. Eine weitere wichtige Funktion reduzierten Glutathions ist die Entgiftung schädlicher Stoffe, die von außen kommen, aber auch durch den Stoffwechsel selbst anfallen. Glutathion bindet diese Stoffe und sorgt für einen Abtransport über die Nieren. Eine Störung des Glutathion-Stoffwechsels und daraus resultierender Energiemangel kann durch Burn-out, chronisches Müdigkeitssyndrom, Krebserkrankung, Chemotherapie oder durch schwere Krankheit hervorgerufen werden. Aber auch schon die zahlreichen oxidativen Belastungen unseres täglichen Lebens lassen die Sättigung von reduziertem Glutathion in der Zelle deutlich abnehmen. Die Mitochondrien können nicht mehr ausreichend ATP (Adenosintriphosphat) bilden. ATP ist aber für die Energieversorgung unseres Organismus lebenswichtig und eine Schädigung der Mitochondrien führt zu Krankheit, Schwäche und Energiemangel. Die Forscher Maria Julius und Calvin Lang untersuchten die Konzentration von reduziertem Glutathion bei Durchschnittsmenschen im Alter von 60 Jahren und stellten fest, dass höhere Glutathion-Spiegel mit einem verzögerten Alterungsprozess und besserer Gesundheit einhergehen. Interessant ist, dass bei über 100-Jährigen relativ hohe Glutathionspiegel gemessen wurden. Ansonsten ist es wie mit den Hormonen: Mit zunehmendem Alter nimmt die Konzentration rapide ab. Es konnte schon im Jahr 1986 nachgewiesen werden, dass die Funktion der Östrogen- und Progesteronrezeptoren von Glutathion und dem Enzym Glutathion-S-Transferase abhängig sind.

Der Heilpraktiker Lorenz Geßwein hat dazu ein praxisorientiertes Buch geschrieben: „Wieder neue Kraft: Bei Burn-out Syndrom, krebsbedingter Erschöpfung und CFS."

Es gibt einen einfachen Weg, reduziertes Glutathion wieder anzuheben. Wir haben schon von Reishi, dem „Pilz der Unsterblichkeit", gehört: Indischen Studien zufolge wurde alternden Mäusen Reishi zugefüttert und das Resultat ließ aufhorchen. Das reduzierte Glutathion erhöhte sich, während die Wasserstoffperoxidspiegel sanken. Quelle: Sudheesh u. A., Clin Nutr. 2009 (siehe Literaturangaben).

Eine weitere Möglichkeit ist grüner Tee. Auch hier wurde eine Studie angelegt, die Erstaunliches zutage förderte. Forscher der Universität Oklahoma (USA), die sich bereits seit Jahren mit den Katechinen und Polyphenolen der Teepflanze beschäftigen, kamen zu äußerst befriedigenden Ergebnissen. Nach nur acht Wochen täglich vier Tassen Grüntee stieg der körpereigene Glutathiongehalt um mehr als ein Drittel an. Bei einem Glutathionmangel ist eine Ergänzung mit Melatonin, Q10, Selen und Vitamin D3 sinnvoll.

Wie wir heute wissen, besteht ein direkter Zusammenhang zwischen dem Alterungsprozess und der schädigenden Wirkung von freien Radikalen. Dieser Prozess geschieht schleichend über Jahrzehnte hinweg und hinterlässt seine Spuren. Oxidativer Stress, verursacht durch freie Radikale, ist ein ganz entscheidender Faktor für ein schnelles Altern. Die Hormonbildung wird ebenfalls negativ beeinflusst, denn es können weniger Hormone gebildet werden.

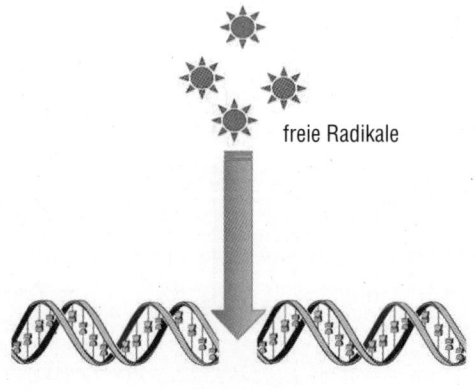

freie Radikale

beschädigte DNS

Abb. 19: Freie Radikale schädigen die Zell-DNS

Doch sind wir den zerstörerischen Molekülen schutzlos ausgeliefert? Unser Körper bildet ständig ein gewisses Maß an Antioxidantien, auch „Radikalfänger" genannt, welche die aggressiven Moleküle unschädlich machen. Das Gleichgewicht zwischen freien Radikalen und Antioxidantien entscheidet mit darüber, wie die Zelle altert. Bis zum Alter von etwa 30 Jahren verfügt der menschliche Körper über optimale Reparaturmechanismen. Ab 30 dagegen sollte man aktiv vorbeugen. Entscheidend ist, verschiedene Antioxidantien zu sich zu nehmen und sich nicht nur auf einen hohen Orac-Wert zu verlassen. Der Orac-Wert sagt aus, wie hoch der Gehalt an Radikalfänger in Lebensmitteln ist. Es gibt wasser- und fettlösliche Antioxidantien. Wenn man nur die wasserlöslichen Antioxidantien berücksichtigt, wie das bei den Orac-Werten der Fall ist, ist das nur die eine Seite der Medaille.

Das ist mit ein Grund, weshalb z. B. die Heilpilze bei den Orac-Werten relativ schlecht abschneiden, obwohl sie so wirkungsvoll sind. Daher ist es wichtig, viele verschiedene gesunde Nahrungsmittel zu essen.

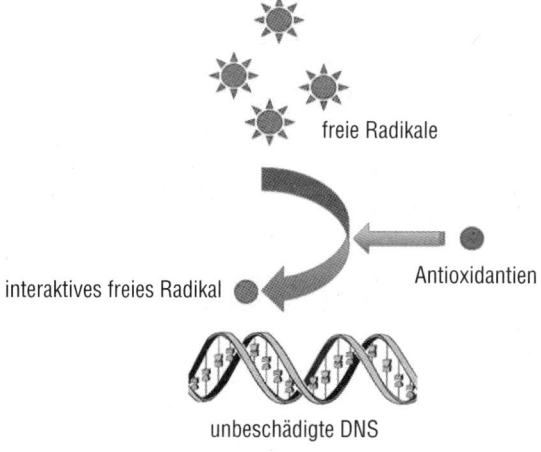

freie Radikale

interaktives freies Radikal

Antioxidantien

unbeschädigte DNS

Abb. 20: Antioxidantien „entschärfen" freie Radikale

Nun gibt es eine natürliche Quelle, die sich ganz besonders als Radikalfänger eignet, ohne Gefahr zu laufen, selbst ein freies Radikal zu werden: Wasserstoff. Dazu möchte ich Ihnen die Geschichte meiner eigenen Suche schildern.

Hunza – Tal der ewigen Jugend

> *„Wasserstoff ist der Treibstoff des Lebens"*
>
> ALBERT SZENT-GYÖRGYI,
> NOBELPREISTRÄGER UND ENTDECKER DES VITAMIN C

Angefangen hat meine Suche nach einem sogenannten „Jungbrunnen" bereits mit Mitte dreißig. Ich war in meiner homöopathischen Praxis tätig und interessierte mich damals für die Energetisierung von Wasser. Da fiel mir ein kleines Büchlein mit dem Titel „Elixier der Jugendlichkeit" von Patrick Flanagan in die Hände. Dessen Geschichte und die geheimnisvolle Suche nach dem Geheimnis des Wassers der Hunza hat mich damals so fasziniert, dass ich anfing, mich intensiver damit zu beschäftigen: Mitten im Himalaya, in einem abgeschiedenen Bergtal im heutigen Nordpakistan, lebt ein Volk, das unter dem Namen Hunza (eigentlich Hunzukuc) bekannt wurde. Erst Ende des 19. Jahrhunderts gelang es den ersten Europäern, das Tal zu betreten, das von 7000 Meter hohen Bergen umgeben ist. Was sie dort fanden, ließ sie staunen. Im „Tal der Alten" lebten Menschen, von denen viele fast 100 Jahre alt wurden. Was war das Geheimnis ihrer offenbar ewigen Jugend?

Anfang der 1930er-Jahre des letzten Jahrhunderts unternahm der rumänische Physiker Dr. Henri Marie Coanda eine Reise nach Pakistan. Er war, wie so viele Wissenschaftler und Gesundheitsforscher, bestrebt, hinter das Geheimnis der Hunzas zu kommen.

Die Reise war äußerst beschwerlich und gefährlich. Auf schmalen Pfaden ging es an felsigen Abhängen über Seilhängebrücken hoch hinauf ins Karakorum-Gebirge und in das 2500 m hoch gelegenen Bergtal der Hunzas. Der Herrscher dieses Volkes, der Mir, erzählte Dr. Coanda, dass für die gute Gesundheit und das lange Leben seines Volkes das trübe Wasser verantwortlich sei. Dieses Wasser kommt von den hoch gelegenen Gletschern und enthält bestimmte Mineralien, die die Zellen neu beleben. Es ist recht trübe und wird daher auch Gletschermilch genannt.

Wesentlicher Faktor für das hohe Alter der Menschen im Hunzatal ist neben dem speziellen Wasser, das sie trinken, die für unsere Maßstäbe besonders kalorien- und fettarme Ernährung. Die Mahlzeiten bestehen aus Gemüse, Aprikosen, Weizen und Gerste, selten kommt Fleisch auf den Tisch. Das Getreide wird frisch gemahlen und zusammen mit heißer Milch und Obst gegessen. Wenn Sie dieses Rezept an Müsli erinnert, liegen Sie gar nicht falsch, denn der Schweizer Arzt Dr. Maximilian Bircher-Benner ließ sich von den Hunza inspirieren, sein spezielles Müsli zu entwickeln, von dem er glaubte, dass es besonders viel Energie enthalte. Er nannte es „Sonnenlichtnahrung", weltbekannt wurde das Müsli aber unter dem Namen „Birchermüsli".

Weltweit gibt es fünf entlegene Gebiete, in denen Menschen über 100 Jahre alt werden und sich dabei bester Gesundheit erfreuen. Bei diesen fünf Gegenden handelt es sich fast ausnahmslos um hoch gelegene Gebirgstäler, wie man sie im Himalaya, in Georgien, der äußeren Mongolei und in Ecuador findet. Aber auch in Japan gibt es dieses Phänomen:

[Exkurs]
Okinawa: die meisten Hundertjährigen und die höchste Lebenserwartung

Okinawa, eine japanische Insel, empfängt seine Gäste mit einem alten Sprichwort: „Mit 70 bist du ein Kind, mit 80 ein Jugendlicher, und mit 90, wenn dich deine Ahnen in den Himmel rufen, bitte sie zu warten, bis du 100 bist, dann könntest du drüber nachdenken." Was ist das Geheimnis ihrer Gesundheit und Langlebigkeit? Es gab dort bis vor einigen Jahren so gut wie keine Zivilisationskrankheiten, Krebs, Herz-Kreislauf-Erkrankungen und Alzheimer. Das ändert sich gerade: Die Jugend ist übergewichtig, Fastfood gibt es nun auch hier und die Zivilisationskrankheiten sind auf dem Vormarsch.

Das lange Leben auf Okinawa fasziniert die Forscher. Seit Jahrzehnten pilgern Wissenschaftler von einem vermeintlichen irdischen Paradies zum anderen, von den Bergen des Kaukasus zu den ecuadorianischen Anden. Doch die Berichte vom sagenhaften Altern erwiesen sich entweder als maßlos übertrieben oder ließen sich nicht nachweisen. Anders in Okinawa, wo seit 125 Jahren jede Gemeinde ein Familienmelderegister führt, mit verläßlichen Daten zu Geburt, Heirat und Tod. Im Jahr 2001 erschien, herausgegeben von einem amerikanisch-japanischen Forscherteam, das 484 Seiten starke Buch „The Okinawa Program", Ergebnis einer 25-Jahres-Studie mit einem Leitfaden für Nachahmungswillige. Seither bedarf die wundersam hohe Lebenserwartung auf den abgelegenen Pazifikinseln keines Marketings mehr (FAZ.net am 6.2.2004).

Hier einige der Faktoren, welche die Menschen auf Okinawa jung erhalten: das ganzjährig milde Klima, Arbeit als Lebenssinn und Bewegung bis ins hohe Alter. Alte Menschen leben auf Okinawa in intakten Familienstrukturen und verfügen über gute soziale Kontakte. Die Ernährung erhält nachweislich jung. Sie essen mehrere kleine Portionen über den Tag verteilt, essen sich jedoch nie richtig satt, sondern hören vorher auf! Ihr Essen besteht aus viel grünem und gelbem Gemüse, Rettich, Bohnen, Meeresalgen und Seetang, Tofu, grünen Limetten, gekochtem Fisch, Buchweizennudeln, Papaya, wenig Salz und Fett, ab und zu etwas Fleisch. Statt Alkohol trinken die Menschen Tee. Ganz sicher ist es nicht das weltweit teuer vermarktete Korallen-Kalzium, was die Menschen in Okinawa so jung erhält.

An seinem 85. Geburtstag lernte Dr. Henri Marie Coanda den amerikanischen Erfinder Patrick Flanagan kennen. Flanagan war damals erst 18 Jahre alt und in Amerika als Wunderkind der Elektronik bekannt – mit 17 Jahre war er bereits auf dem Titel des Life-Magazins und galt schon im jugendlichen Alter als einer der zukunftsreichsten Wissenschaftler des Landes.

Eines Tages bat Dr. Coanda Flanagan in sein Büro, weil er ihm etwas Wichtiges mitzuteilen habe. Es ging um die Ergebnisse seiner lebenslangen Suche nach der Quelle der Jugend, und dass er möglicherweise seine Forschungsarbeit nicht zu Ende bringen könne. Dr. Coanda kam zu dem Schluss, dass das Geheimnis der Langlebigkeit der Hunzas offenbar mit den speziellen Eigenschaften des Wassers zusammenhänge. Daraufhin übergab er die Ergebnisse seiner langen Suche Patrick Flanagan und sagte zu Patrick: „Entdecke das Geheimnis des Hunza-Wassers und du kannst Leben unbegrenzt verlängern."

Patrick Flanagan entwickelte im Laufe der Jahre zusammen mit seiner Frau eine Konzentration aus Flüssigkristallen, Wasser und

Silizium. Damit kann, durch einige Tropfen in normales Trinkwasser gegeben, das Wasser strukturiert und neu geordnet werden. Die Oberflächenspannung wird dadurch herabgesetzt, sodass eine größere Benetzungs- und Reinigungskraft entsteht und den Zellen dadurch vermehrt Sauerstoff zugeführt wird, was zu einer optimalen Zellatmung beiträgt. Eine weitere wichtige Funktion dieser Mischung ist ihre hohe Energie (hohes Zetapotential). Diese flüssige Konzentration enthält Saponine, das sind besondere sekundäre Pflanzenstoffe mit einer hohen Oberflächenaktivität. Saponine können die Ausleitung von Schwermetallen unterstützen, sie verbessern die Verdauung und die Leberfunktion und können zur Krebsvorbeugung eingesetzt werden. Saponine unterstützen das Immunsystem und sorgen für eine gesunde, reine Haut.

Wasserstoff ist neben Sauerstoff ein elementarer Bestandteil des sogenannten ATP-Kreislaufs, der unseren Körper mit Energie versorgt. Durch den Austausch von Elektronen kommt dem Wasserstoff eine bedeutende Rolle in der Erzeugung von Lebensenergie zu. Negativ geladene Wasserstoffionen sind die kleinsten, effektivsten und grundlegendsten Antioxidantien, die in der Natur vorkommen, und spielen deshalb in der Anti-Aging-Medizin eine herausragende Rolle. Ein Mangel an Wasserstoff und freien Elektronen kann zu einer Einschränkung und Verlangsamung aller Stoffwechselabläufe und wichtiger lebenserhaltender Prozesse im Körper führen. Wie aber bekommen wir genügend Wasserstoffionen? Die Luft nach einem Gewitter oder die Luft unter einem Wasserfall ist reich an negativ geladenen Wasserstoffionen. Auch reines Gebirgsquellwasser, frisch aus der Quelle, und ein frisch gepresster Saft enthalten jede Menge Ionen. Wenn der Saft schon längere Zeit steht, verflüchtigen sich jedoch die Ionen: Nach etwa 20 Minuten sind keinerlei Ionen mehr im Saft vorhanden. Frisches, rohes Gemüse und Obst geben ebenfalls Elektronen zum

Neutralisieren freier Radikale ab und sind reich an negativ geladenen Wasserstoffionen. Es ist aber nicht einfach, einen Ionenüberschuss „nur" aus frischer Nahrung zu beziehen.

Patrick Flanagan gelang es nach weiteren Jahren der Forschung erstmalig, die flüchtigen Wasserstoffionen so aufzubereiten, dass sie in Pulverform in inaktiver Form vorliegen und erst nach Kontakt mit Wasser oder Körperflüssigkeiten zeitverzögert freigesetzt werden. Mit diesem Schritt ist ihm ein gewaltiger Durchbruch gelungen. Allerdings muss man heute nicht mehr zu den Hunzas nach Pakistan reisen, um die Heilwirkungen und gesundheitlichen Vorteile ihres Gebirgswassers zu bekommen. Die Produkte von Patrick Flanagan sind unter verschiedenen Namen und von verschiedenen Herstellern im Handel erhältlich (Bezugsquellen finden Sie im Anhang).

Was beeinflusst die Zellalterung noch?

Bereits 1955 erschien im Magazin DER SPIEGEL ein Artikel über den Wissenschaftler Otto Warburg, der im Jahr 1931 den Nobelpreis für die Entdeckung der Zellatmung erhielt. Er verkündete: „Krebs entsteht durch eine chronische Schädigung der Zellatmung!" Eine innere Erstickung, die in Gärung übergeht, und Sauerstoffmangel lassen der Zelle keine andere Wahl, als sich die Lebensenergie auf andere Art zu beschaffen.

Der Körper eines Säuglings hat bei seiner Geburt einen Wassergehalt von ca. 97 %, ein Erwachsener verfügt dagegen nur noch über etwa 70 %. Mit zunehmendem Alter nimmt der durchschnittliche Wassergehalt im Körper und in den Zellen immer weiter ab und auch die Fähigkeiten unseres Immunsystems, uns gesund zu erhalten, werden weniger. Mit dem Wasserverlust verlieren wir unsere Jugendlichkeit, unsere Flexibilität und das Funktionieren vieler Körperfunktionen. An die Stelle von Wasser treten anorganische Mineralien und Toxine, die der Körper nicht mehr abstoßen kann und stattdessen in den Zellen und im Bindegewebe ablagern muss. Wenn wir unserem Körper nicht dabei helfen, sich dieser giftigen Stoffe zu entledigen, können in diesem Milieu Zellen auf Dauer nicht überleben. Normales Trinkwasser eignet sich dabei nur sehr bedingt für diese Aufgabe.

Beeindruckend in dem Bereich der Zellflüssigkeiten sind die Arbeiten von Dr. Alexis Carrel, der für seine Forschungen den Nobelpreis für Medizin erhielt. Seine Untersuchungen haben mit dazu beigetragen, die Wichtigkeit des Zellmilieus zu erkennen. Er war in der Lage, Hühnerherzzellen über 30 Jahre lang am Leben zu erhalten. Dr. Carrel: „Die Zelle ist unsterblich. Nur die Flüssigkeit, in der sie sich befindet, degeneriert. Erneuert man ab und zu die Flüssigkeit, gibt man den Zellen, was sie zur Ernährung brauchen, dann geht, soviel wir wissen, pulsierendes Leben wohl für immer weiter." Das ist revolutionär!

Ähnliches hat auch Patrick Flanagan herausgefunden: „Alle Symptome des Alterns sind auf die eine oder andere Art begleitet von einer langsamen Dehydrierung (Austrocknung) unserer lebenden Gewebe, begleitet von oxidativen Schäden durch freie Radikale."

Stumme Entzündungen

Eine weitere Gefahr des Alterns, die im Hintergrund abläuft, sind chronische Entzündungen, die weltweit auf dem Vormarsch sind. Man nennt sie auch „stumme Entzündungen" – silent inflammation.

Die Risiken von oxidativem Stress und schleichenden Entzündungen rücken immer mehr in den Blickpunkt des wissenschaftlichen Interesses und haben beim Älterwerden einen entscheidenden

Anteil. Entzündungen können jahrelang im Hintergrund schlummern und, wie man heute weiß, Ursache für viele chronische Krankheiten sein. Eine Überproduktion der Hormone Cortisol, Insulin und Glukagon sind an diesem Prozess mitbeteiligt. Nahrungsmittel mit einem hohen glykämischen Index wie raffinierter Zucker und Weißmehl fördern eine vermehrte Insulinausschüttung und sind langfristig mitverantwortlich für diese schleichenden Entzündungen. Das Gefährliche daran ist, dass man sie lange nicht bemerkt, doch sie beeinflussen das Herz, das Gehirn und unser gesamtes Immunsystem.

Telomere

Die Bedeutung der Telomere und ihre Endlichkeit stellt in den letzten Jahren für die Wissenschaft einen der Hauptgründe für ein frühzeitiges Altern dar. Telomere haben einen großen Einfluss auf unser biologisches Alter und die Gesundheit unserer Zellen.

Was sind Telomere und welche Rolle spielen sie beim Alterungsprozess?

Telomere befinden sich am Ende der Chromosomen und verkürzen sich mit jeder Zellteilung. Werden sie zu kurz, kann sich die Zelle nicht mehr oder nur noch fehlerhaft teilen, sie wird alt und stirbt ab (Apoptose). Die Ausnahme bilden Keimzellen, aber auch Krebszellen können sich unendlich teilen und wuchern. Bei allen anderen Zellen gibt es ein natürliches Ende, die sogenannte Hayflick-Grenze, bis zu der Zellen in der Lage sind, sich weiter zu teilen. Bei jeder Zellteilung geht also ein kleines Stück der Telomere verloren. Es ist erwiesen und durch wissenschaftliche Studien längst belegt, dass kurze Telomere mit altersbedingtem Verfall und Krankheiten in Zusammenhang stehen. Wenn nur ein Telomer in einer Zelle zu kurz ist, kann die Zelle entweder absterben oder sie altert. Alternde Zellen enthalten Zytokine, die Entzündungen fördern. Das erklärt auch einige Krankheiten wie z.B. Arteriosklerose oder Herz- und Gefäßkrankheiten. Wenn sich alternde Zellen nicht mehr in ihrer ursprünglich gesunden Form teilen und replizieren, entstehen Krankheiten bis hin zu Krebs und zusätzlich beschleunigt sich der Alterungsprozess.

Telomere sind also ein wichtiger Faktor beim Anti-Aging. Die Länge der Telomere sagt etwas über die Lebenserwartung, den Gesundheitszustand und das biologische Alter eines Menschen aus. Und wie bei so vielen Vorgängen spielen äußere und innere Einflüsse wie freie Radikale, Übergewicht, falsche Ernährung, Rauchen, Krankheiten, Stress und Traumata auch bei der frühzeitigen Verkürzung der Telomere eine Rolle. Durch das **Enzym Telomerase** – es wurde erst 1985 von Prof. Elizabeth Blackburn und Prof. Carol Greider entdeckt – können Telomere und damit die natürliche Lebensdauer der Zellen verlängert werden. Die Telomerase verhindert also bei der Zellteilung ein Kürzerwerden der Telomere, und das Enzym ist sogar in der Lage, schon verkürzte Telomere wiederherzustellen.

Telomere   DNS

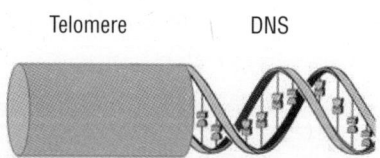

Abb. 21 : Telomere verkürzen sich mit jeder Zellteilung

Traumatische Erfahrungen gehen buchstäblich unter die Haut: Wissenschaftler vermuten, dass Stress das Immunsystem übermäßig aktiviert oder die Menge an sogenannten freien Radikalen im Körper erhöht und dass dies wiederum die Telomere beeinflusst. Die

Enden der Chromosomen in Körperzellen verkürzen sich dann sehr viel rascher. In einer Langzeituntersuchung, der sogenannten „E-Risk-Studie", wurden mehr als 1000 Zwillingspaare, die in den Jahren 1994 und 1995 in Großbritannien geboren wurden, zusammen mit ihren Familien bis heute begleitet. Knapp 42% der Kinder waren in ihrem Leben bereits Opfer von Misshandlungen, Mobbing oder häuslicher Gewalt gewesen, so die Auswertung. Bei diesen Kindern hatten sich die Telomere in den fünf Jahren zwischen den beiden DNA-Tests deutlich stärker verkürzt als bei ihren Altersgenossen, die keine Gewalt erlebt hatten. Besonders stark war der Effekt bei denjenigen, die mehr als einer Art von Gewalt ausgesetzt waren. Diese Ergebnisse sollen nun in größeren Studien und mit älteren Kindern überprüft werden.

Studien haben zudem gezeigt, dass traumatische Erlebnisse sogenannte epigenetische Veränderungen auslösen können. Dadurch wird die Aktivität einzelner Gene langfristig verändert, was beispielsweise das Risiko einer Depression erhöhen kann. Solche Veränderungen werden sogar von Müttern an ungeborene Kinder weitergegeben (Quelle: „Misshandlungen und Mobbing: Wie Traumata das Altern beschleunigen", in: SPIEGEL online Wissenschaft, 24.4.2012).

Die Frage ist: Wie schaffe ich es, meine Telomere so zu erhalten, dass sie möglichst lange lebensfähig sind und die Zellen sich so lange wie möglich gesund teilen können?

Lebensstil und Stress haben Einfluss auf die Länge der Telomere. Die Forschungen auf diesem Gebiet sind vielversprechend. Wie man heute weiß, werden die Telomere durch das Enzym Telomerase aktiviert und verlängert. Das ist ein enormer Fortschritt in der Medizin, wofür Prof. Elizabeth Blackburn, Prof. Carol Greider und der Molekularbiologe Jack W. Szostak im Jahre 2009 den

Nobelpreis erhielten. Auf Basis dieser Erkenntnisse wurde in den USA ein Produkt entwickelt, TA-65. Es basiert auf der Entdeckung dieses Enzyms und kann tatsächlich Telomere verlängern. Prof. Carol Greider hat gezeigt, dass Telomerase spezifisch die kürzesten Telomere verlängert, was bedeutet, dass TA-65 die kürzesten Telomere zuerst in Angriff nimmt. Es hat eine deutliche Wirkung auf das Immunsystem, verbessert die sexuellen Funktionen und das Sehvermögen. Auch die Haut und die Haare werden schöner. Der Nachteil ist mal wieder, dass es noch teuer ist.

Tägliche Meditation und Yoga haben laut Prof. Dr. Huber (siehe Interview auf Seite 126) einen positiven Einfluss auf die Telomerase. Verschiedene Studien haben unabhängig voneinander gezeigt, dass sanfter Sport die Zellen verjüngt. Aber auch mit Nahrungsmitteln und Vitalstoffen kann man die Geschwindigkeit der Telomereverkürzung vermindern. Ob sie aber auch die Telomerase fördern, ist noch nicht gesichert:

Folgende Substanzen und Pflanzen haben offenbar einen positiven Einfluss auf die Telomereverlängerung:

- Sommer-Portulak
- Ginkgo Biloba
- Grüntee
- Kombucha
- Omega-3-Fettsäuren (Krillöl)
- hoch dosierte Multivitamine
- Vitamin D3
- L-Arginin
- Kolostrum
- bei Astragalus und L-Carnosin (beides hoch dosiert) sehen erste Ergebnisse ebenfalls sehr vielversprechend aus.

Genaueres zu den einzelnen Vitalstoffen finden Sie im Kapitel über Nahrungsergänzungen auf Seite 167.

Einfluss der Ernährung – traditionelle Kulturen machen es uns vor!

Die Frage, die sich häufig stellt, ist: Können wir durch unsere Ernährung Einfluss auf die Hormonbildung nehmen? Die Antwort lautet eindeutig „Ja"!

Eine Ernährungsweise mit dem Namen **Steinzeitdiät** ist mir in den letzten Jahren immer wieder begegnet. Beim ersten Hören fand ich es sehr abwegig. Die erste Assoziation, die ich damit verband, war, dass die Ernährung nur aus rohen Sachen besteht, doch das stimmt so nicht. Ich persönlich bin nun überhaupt keine Rohköstlerin, dazu bin ich ein zu frösteliger Typ. Ich brauche warmes Essen. Doch beim zweiten Hinhören fand ich es interessant, besonders als ich dann beim Interview mit dem Hormonexperten Dr. Thierry Hertoghe (siehe Interview auf Seite 76) hörte, welche großen gesundheitlichen Vorteile diese Ernährungsweise hat, gerade auch was die Hormonbildung angeht.

Laut Wikipedia ist die Steinzeiternährung, Steinzeitdiät, Urzeitendiät oder Paläo-Diät eine Ernährungsform des Menschen, die sich an der vermuteten Ernährung der Altsteinzeit orientiert. Zu Zeiten unserer Urahnen aus der Steinzeit war gutes Essen knapp. Die Menschen waren ständig in Bewegung, entweder auf der Jagd oder auf der Flucht. Die Ernährung bei der Paläo-Diät besteht ausschließlich aus den Nahrungsmitteln, die bereits in der Altsteinzeit verfügbar waren: Obst und Gemüse, Kräuter, Pilze, Nüsse, Eier, Esskastanien und Honig. Alle Arten von Fleisch, Fisch, Meeresfrüchten und Schalentieren waren vom Jagderfolg abhängig, standen also keinesfalls täglich auf dem Speiseplan. Folgende Nahrungsmittel waren gar nicht verfügbar, daher sind sie bei der Urzeitenernährung auch nicht erlaubt: Milch und Milchprodukte (außer Sahne, Butter, Schmalz), Pflanzenfett und Margarine (außer Kokosfett), Zucker, alkoholische Getränke und natürlich Fertiggerichte. Zu Urzeiten gab es kein Getreide und auch keine Kartoffeln.

Der *moderne* Weizen, wie wir ihn heute kennen und wie er in Brot, Gebäck, Pizza und Pasta vorkommt, ist ein gesundheitsschädigender Dickmacher und Alterungsbeschleuniger. In der 2. Hälfte des 20. Jahrhunderts wurde Weizen genetisch so verändert, dass er mit dem ursprünglichen „Urweizen" nicht mehr viel Ähnlichkeit hat. Durch häufigen Genuss von Weizen kommt es zu einer Zunahme an Diabetes, Verdauungsstörungen, Übergewicht und vorzeitiger Alterung. Auch Vollkorngetreide, Vollkornnudeln, Reis (bedingt), Brot, Getreide und Getreideprodukte werden oft nicht gut vertragen. Sie enthalten Gluten und schwer verdauliche Bestandteile.

Ich bin davon überzeugt, dass wir uns heute viel ungesünder ernähren als unsere Vorfahren. Die vielen Zivilisationskrankheiten sprechen dafür.

Die Evolutionsbiologin Sabine Paul hat zu diesem Thema ein Buch geschrieben, in dem sie beschreibt, warum so viele Probleme in den letzten Jahrzehnten so dramatisch zunehmen und wie man diese erfolgreich behandeln oder verhindern kann (siehe Literaturverzeichnis). Es erklärt die komplexe Interaktion von Genen und Umwelt und wie wir sie wieder in die richtige Balance bringen. Der Vergleich des Steinzeitlebens mit dem modernen Alltag ist der Weg, um den natürlichen Bedürfnissen der Menschen auf die Spur zu kommen und den mehr als zwei Millionen Jahre alten Erfolgsprogrammen wieder Geltung zu verschaffen. Diese Kraft und Erfolgsfaktoren, die aus dem paläolithischen Leben stammen, nennt Sabine Paul „PaläoPower" – es ist die Steinzeitkraft oder innere Urkraft, die jeder Mensch in sich trägt und neu entdecken kann.

Wenn wir an unserem Lebensstil nichts ändern, wird unsere Lebenserwartung langfristig sinken. Zum ersten Mal in der Geschichte der Menschheit werden viele unsere Kinder jünger sterben als wir. Häufiger Grund ist ihr ungesunder Lebensstil, frühes und starkes Übergewicht und damit einhergehende Krankheiten – und das trotz der Errungenschaften der modernen Medizin. Die Nahrungsmittel, die die meisten Menschen zu sich nehmen, haben mit dem Namen „Nahrungs-" oder „Lebensmittel" nichts mehr zu tun. Die meisten Lebensmittel verdienen diesen Namen nicht mehr. Sie sind nicht mehr lebendig und nähren uns auch nicht. Eine gesunde Ernährung und gesunder Lebensstil werden bei steigender Belastung in vielen Bereichen des Lebens immer wichtiger. Um sich wirklich gesund zu ernähren, reicht es heute nicht mehr aus, die Nahrungsbestandteile in Fett, Kohlenhydrate und Eiweiß zu unterteilen. Vielmehr geht es um die Qualität der Nahrung und wie frisch und vital sie ist, ob sie richtig zusammengesetzt ist und dass sie möglichst wenig mit Pflanzenschutzmitteln und Pestiziden belastet ist.

„Giftalarm – unser Essen kommt aus China" – unter dieser Überschrift habe ich kürzlich in der österreichischen Zeitschrift „News" Folgendes gelesen:

„Du bist, was Du isst. Wenn dieser Satz stimmt, dann sind wir alle mittlerweile halbe Chinesen. Und das nicht etwa, weil wir so gerne die eine oder andere Frühlingsrolle verschlingen oder es uns immer häufiger sonntags nach Peking-Ente gelüstet. Nein, das Reich der Mitte findet auf verworrenen Wegen Eingang in unsere Küche. Ohne dass wir es wissen oder auch nur im Entferntesten ahnen, stammen immer mehr Produkte in Österreichs und Deutschlands Supermärkten aus China. Dabei spielen Umweltschutz und ein verantwortungsvoller Umgang mit Dünger- und Pflanzenschutzmitteln dort keine Rolle. China exportiert, Europa kontrolliert – zumindest in Stichproben. Die Sündenliste im Jahr 2012 zeigt 3697 Aufgriffe der EU-Lebensmittelinspekteure (RASFF) bei China-Importware. Hier nur eine kleine Auswahl: hoher Aluminiumanteil in Nudeln, Schadstoff in Jasmintee, Schimmelpilze in Kartoffeln, Antibiotika im Kaninchenfleisch, Gen-Reis in Gnocchi, krebserregende Stoffe im Speiseöl, Parasitenbefall bei Fischprodukten, genveränderte Reiscracker, Hepatitis-A-Virus auf Tiefkühlerdbeeren, Salmonellenbefall bei Tiefkühlhähnchen."

Daher: Achten Sie auf die Herkunft Ihrer Produkte und kaufen Sie möglichst frische regionale Ware ein. Lassen Sie die Finger von Fertiggerichten und achten Sie auf Gütesiegel!

[Exkurs]
Reine Rohkosternährung?

Viele Menschen, die sich jahrelang mit vegetarischer Ernährung und Rohkost ernährt haben, mussten feststellen, dass es neben unbestreitbar positiven Erfahrungen mit der Zeit doch zu größeren Problemen kam, beispielsweise Mangelernährung und Eiweißmangel.

Bei der Umstellung von normaler Zivilisationskost auf Rohkost vertragen viele Menschen eine reine Rohkostnahrung nicht. Ihre Verdauungskraft ist nicht auf diese Art der Ernährung eingestellt, es kommt zu Blähungen,

Völlegefühl und Unwohlsein. Wenn der Darm die Nährstoffe nicht assimilieren, also aufnehmen kann, fehlen ihm mit der Zeit Vitamin B12, Enzyme und Mineralien, die er sich dann aus den Körperdepots holt. Bedingt durch einen Mangel an Aminosäuren und einer fehlenden Neuaufnahme kommt es zu Schwäche, Energielosigkeit und Zeichen einer Mangelernährung. Eine reine Rohkosternährung deckt auf Dauer nicht alle Stoffe ab, die wir benötigen. Unter den langlebigen Naturvölkern, die erstaunlich fit und gesund bis ins hohe Alter sind, findet man kein Volk, welches ausschließlich vegan oder von Rohkost lebt. Ihre Ernährung enthält immer auch Eier, Ziegenkäse, Butter (Ghee), Fisch und wenig Fleisch. Dr. Weston A. Price, der zehn Jahre gesunde Naturvölker weltweit studierte, stellte fest, dass es große gesundheitliche Vorteile hat, wenn die Nahrung kleine Mengen tierischer Fette und Eiweiße enthält, dazu noch glutenfreies Getreide. Die Forschungsarbeiten von Dr. Price zeigen die große Bedeutung roher gesättigter Fettsäuren. Alle gesunden Naturvölker haben sehr fettreich gegessen und ihre Ernährung enthält überwiegend hochwertige gesättigte Fette. Qualitativ gutes Kokosöl ist eine gesunde Möglichkeit, die Zellen mit Fett zu versorgen.

Hier eine Zusammenfassung von Dr. Weston Price's Beobachtungen zu den Charakteristiken einer vollwertigen Ernährung:

Die Nahrung von Menschen in traditionellen Kulturen ...

■ enthält keine raffinierten und unvollkommenen Nahrungsprodukte, wie weißen Zucker oder Maissirup, Weißmehl, Dosenkost, pasteurisierte, homogenisierte, entrahmte oder fettreduzierte Milch, raffinierte oder gehärtete Pflanzenöle, Eiweißpulver, künstliche Vitamine oder giftige Zusatz- und Farbstoffe.

- enthält tierische Produkte in Form von Fisch und anderen Meeresfrüchten, Land- und Wasservögel, Säugetiere, Eier, Milch- und Milchprodukte, Reptilien und Insekten; das ganze Tier wird gegessen – Muskelfleisch, Organe, Knochen und Fett.

- enthält mindestens viermal mehr Mineralien und wasserlösliche Vitamine und mindestens zehnmal mehr fettlösliche Vitamine aus Tierfetten (Vitamin A, Vitamin D, Aktivator X) – verglichen mit der üblichen amerikanischen Ernährung.

- wird teilweise gekocht und teilweise roh gegessen – auch ein Teil der Tierprodukte wird roh konsumiert.

- verfügt über einen hohen Enzymgehalt aus Rohmilchprodukten, rohem Fleisch und Fisch, kaltgeschleudertem Honig, tropischen Früchten, kaltgepressten Ölen, Wein und nicht pasteurisierten Bieren, und natürlich haltbar gemachten, milchgesäuerten Gemüsen, Früchten, Getränken, Milchprodukten, Fleisch und Würzmitteln.

- enthält Samen, Getreide und Nüsse, die eingeweicht, gekeimt, fermentiert oder milchgesäuert werden, um natürlich vorkommende Antinährstoffe, wie Enzymhemmstoffe, Tanine und Phytinsäure, zu neutralisieren.

- enthält einen totalen Fettanteil zwischen 30 % und 80 %, aber nur 4 % der Kalorien kommen von mehrfach ungesättigten Ölen, welche in Getreiden, Hülsenfrüchten, Nüssen, Fisch, tierischen Fetten und Gemüsen natürlich vorkommen. Das Gleichgewicht der Fettkalorien besteht in Form von gesättigten und einfach ungesättigten Fetten.

- enthält gleiche Mengen der Omega-3- und Omega-6-Fettsäuren.

- enthält etwas Salz.

- umfasst auch Tierknochen, normalerweise in Form von Fleischbrühen, die reich an natürlicher Gelatine sind.

- berücksichtigt auch die Gesundheit zukünftiger Generationen, indem schwangere Frauen und heranwachsende Kinder mit besonders nährstoffreichen tierischen Produkten versorgt werden. Hinzu kommt, dass die Prinzipien richtiger Ernährung an die Jugend weitergegeben werden.

(Siehe Literaturverzeichnis, Price, Weston A.: Nutrition and Physical Degeneration)

Menschen, die sich so ernähren, sei es nun durch die Paläo-Ernährung oder die Ernährung traditioneller Kulturen, sind schon nach kurzer Zeit von der positiven Wirkung überzeugt: Rettungsringe verschwinden, Allergien und selbst jahrzehntelange hartnäckige Hautprobleme gehören der Vergangenheit an, kein Sodbrennen mehr, die Gelenke tun nicht mehr weh, Völlegefühl und Blähungen kommen nicht mehr vor. Ein weiterer wichtiger Punkt ist, dass wir mit dieser Ernährungsweise unsere Lebenserwartung erhöhen und die Lebensqualität deutlich verbessern können. Auch für die Hormonbildung ist diese Art der Ernährung das Optimale.

Im Folgenden gebe ich Ihnen ein paar Hinweise darauf, worauf Sie bei einer gesunden Ernährung achten sollten:

Achten Sie auf Ihre Darmgesundheit. Der Körper braucht, um richtig funktionieren zu können, eine Vielzahl an Mikronährstoffen und sekundären Pflanzenstoffen. Bei vielen Menschen, speziell bei Frauen, lässt während der Menopause die Verdauungskraft nach, d.h., Speisen werden nicht mehr so gut vertragen und sie brauchen sehr lange, um verdaut zu werden. Unwohlsein mit Völlegefühl und Blähungen nach dem Essen häufen sich und man kann nicht mehr große Mengen essen. Jetzt ist es wichtig, die Ernährung umzustellen, kleinere Mengen zu essen und schwer Verdauliches zu meiden. Eine regelmäßige Darmreinigung mit Faserprodukten und eine Unterstützung mit Verdauungsenzymen wie Protease, Amylase, Lipase sowie auch Inulin und probiotische Bakterien (lebende Bakterienkulturen) wie Lactobazillen, z. B. Acidophilus und Bifidus, können den Darm unterstützen. Erst durch eine intakte Darmschleimhaut können Nährstoffe aufgenommen werden. Ein gesunder Darm ist für ein funktionierendes Immunsystem Voraussetzung. Viele Krankheiten entstehen erst durch einen Nährstoffmangel, trotz Überflusses – das ist wirklich paradox!

Meiden Sie Zucker und Weißmehl. Anstelle von Zucker können Sie Erythritol und Xylitol verwenden. Erythritol ist ein natürlicher, zahnfreundlicher Zuckerersatz. Er hat keine Kalorien und auch der glykämische Index ist null. Erythritol wird aus nicht gentechnisch veränderten Pflanzen gewonnen. Er schmeckt wie Zucker, sieht aus wie Zucker und hat keinen bitteren Beigeschmack. Die Süßkraft beträgt ca. 70 % von normalem Zucker.

Meiden Sie Lebensmittel mit einem hohen glykämischen Index, die den Blutzuckerspiegel stark steigen lassen, denn der Körper muss daraufhin vermehrt Insulin ausschütten. Auf den Punkt gebracht: Zucker ernährt das Gewebe und lässt es schneller wachsen. Er regt das Zellwachstum an und begünstigt Entzündungsfaktoren. Durch eine allmähliche Verzuckerung erhärten unsere Gefäße und das Körpergewebe. Durch die sogenannte Glykation altern wir schneller. Empfehlenswert ist eine Kost mit niedrigem glykämischem Index. Der glykämische Index ist ein Maß zur Bestimmung der Wirkung eines kohlenhydrathaltigen Lebensmittels auf den Blutzuckerspiegel. Er gibt in Zahlen die blutzuckersteigernde Wirkung der kohlenhydrathaltigen Lebensmittel an: In der Regel wird man folgende Werte für den glykämischen Index finden: Schlecht ist ein Wert, der größer als 70 ist, mittlere Werte findet man zwischen 50 und 70 und gut ist alles unter 50.

Eine *Glutenunverträglichkeit* ist weitverbreitet und sorgt für Unverträglichkeiten und Unwohlsein. Gesprosstes Getreide wie es z. B. im Essener Brot vorkommt, wird oft besser vertragen als Vollkornbrot. Beim Essener Brot wird durch den Keimvorgang das Lectin vollständig abgebaut, wodurch es von jeder Blutgruppe und auch von Weizen- und Glutenallergikern sehr gut vertragen wird.

Achten Sie bei *Ölen* darauf, dass es sich um hochwertige, kalt gepresste Öle wie Olivenöl, Kürbiskernöl oder Rapsöl handelt.

Vorsicht vor Transfettsäuren. Dabei handelt es sich um Omega-6-Fettsäuren wie sie in Margarine, Speiseölen, Backwaren, Chips, vielen Fertigprodukten und Gegrilltem vorkommen. Sie wirken im Körper entzündungsfördernd, d. h., sie begünstigen das Altern der Zellen, fördern das Krebsrisiko und führen zu Übergewicht. Wichtig sind die Omega-3-Fettsäuren, wie sie in frischem Fisch vorkommen. Verwenden Sie Olivenöl, Butter und hochwertiges Kokosöl. Leinsamen enthält die pflanzliche Form von Omega-3, die man Alpha-Linolensäure nennt. Die sogenannte „Mittelmeer-Diät" ist besonders reich an Omega-3-Fettsäuren.

Ihre Nahrung sollte möglichst milchfrei sein. Verwenden Sie statt Milch im Kaffee lieber einen kleinen Schuss Sahne. Und essen Sie statt Margarine besser Butter.

Salate, Gemüse und Obst sollten einen Großteil der Nahrung ausmachen. Wie ich schon erläutert habe, ist für die Hormonbildung eine ausreichende Versorgung mit Aminosäuren wichtig. Immer wieder lesen wir, dass wir zu viel Eiweiß essen, aber das stimmt so nur bedingt. Der gemessene Proteinwert im Blut beweist oft das Gegenteil und besonders Vegetarier oder Veganer haben häufig einen signifikanten Eiweißmangel. Ja, es ist richtig, dass wir zu viel Fleisch essen, welches oft noch mit Hormonen und anderen Stoffen belastet ist, aber wir finden hochwertiges Eiweiß auch in Gemüse, in Hülsenfrüchten wie Linsen, Kichererbsen, Bohnen, Nüssen, Eiern, Spirulina-Algen, gesprosstem Getreide und frischem Seefisch.

Folgende Nahrungsmittel können Ihren Körper bei der Hormonbildung unterstützen:

Gesprosstes Getreide, grüner Tee, Nüsse, Kakao, Sojabohnen, Linsen, Haferflocken, Weizen, Joghurt, Milch, Käse, Fleisch, Sojabohnen und Sojamilch (nicht zu oft), Tofu, Kalbsleber, Austern. Gemüse und Obst wie Artischocken, Sellerie, Erbsen, Wirsing, Rote Beete, Grünkohl, Bohnen, Hülsenfrüchte, Linsen, Leinsamen, Kürbiskerne und Sonnenblumenkerne. Alle Arten von Beeren, Granatapfelkerne und Holunder haben einen positiven Einfluss. Es gibt bestimmte Lebensmittel, die eine außerordentlich heilende Wirkung haben, wie z. B. Brokkoli, Himbeeren, Ingwer, Knoblauch, Tomaten.

Verwenden Sie in Ihrer Küche *viel frische Kräuter und Gewürze.* Besonders hervorheben möchte ich Kurkuma. Sie können die Wirksamkeit von Kurkuma entscheidend verbessern, wenn Sie eine Prise schwarzen Pfeffer dazugeben. Das darin enthaltene Piperin sorgt dafür, dass die Bioverfügbarkeit um das Tausend- bis Zweitausendfache gesteigert wird. Kurkuma wird in der indischen Küche und in Currys viel verwendet und hat eine starke entzündungshemmende Wirkung und kann Plaques, also Ablagerungen in den Gefäßen, verhindern. Aber auch Salbei, Estragon und Basilikum wirken gut.

Folgende Nahrungsmittel lassen den HGH-Spiegel ansteigen: Walnüsse, Haselnüsse, Kalbfleisch, Bananen, Camembertkäse, Hühnerei und Weizenkeime.

Papaya regt Progesteron und den Eisprung an.

Folgende Nahrungsmittel stärken das Östrogen im Körper: Fleisch, Äpfel, Gerste, brauner Reis, Karotten, Kirschen, Kokosnüsse, Nachtschattengewächse wie Tomaten, Kartoffeln oder Auberginen, Oliven, Erdnüsse, Pflaumen, Weizen und Süßkartoffeln, Leinsamen, Vollkornprodukte, Nüsse, Sellerie und die Alfalfa-Alge.

Ohne Wasser läuft im Organismus nichts. Trinken Sie mindestens 1,5 bis 2 Liter stilles Wasser oder Quellwasser. Eine Blume, die man nicht wässert, vertrocknet – lassen Sie Ihren Körper nicht dürsten.

Und auch bei dem Thema Ernährung geht es wie überall im Leben um Balance. Wenn Sie lebendige, vitale Nahrung zu sich nehmen, dann haben Sie eine wesentlich bessere Ausgangsposition, auch wenn Sie dann ab und zu Dinge tun, die vielleicht nicht ganz so gesund sind.

Kalorien sparen – vor allem abends

„Der Weg zum frühen Altern ist mit Kalorien gepflastert"

In der Anti-Aging-Literatur liest man oft vom „Dinner Canceling", das heißt nichts anderes, als ab und zu, vielleicht ein- bis zweimal die Woche, das Abendessen ausfallen zu lassen. Diese Maßnahme erhöht die Bildung von HGH, dem Wachstumshormon.

Was haben Hormone mit Übergewicht zu tun?

Schlank zu bleiben oder zu werden ist ein wichtiger Weg zu einem längeren und gesünderen Leben. Ständige Diäten und der berüchtigte Jojo-Effekt können zu einer Entgleisung des Stoffwechsels führen. Doch schlank zu sein fällt vielen Menschen mit steigendem Alter zunehmend schwer.

Das Nachlassen der Hormone hat einen großen Anteil an diesem Problem, aber auch der Körperumbau mit dem Verlust von Muskeln und Knochenmasse hin zu mehr Fett und Wasser schlägt zu Buche. Bis heute ist man der Meinung, dass hauptsächlich die Schilddrüse und der Cholesterinstoffwechsel für Übergewicht verantwortlich sind.

Die wichtigsten Hormone, die bei Gewichtsproblemen eine Rolle spielen, sind Cholesterin, Schilddrüsenhormone, Insulin, Cortisol, Östradiol, Progesteron, Testosteron, HGH und DHEA.

Die häufigsten Gründe für Übergewicht:

- Die Kalorienaufnahme ist höher als der Verbrauch.
- Aufgrund des Alterns verlangsamt sich der Stoffwechsel.
- Zu viel Östrogen erleichtert die Einlagerung von Fett.
- Es ist zu wenig DHEA, Testosteron und HGH vorhanden.
- Je mehr Giftstoffe eingelagert werden, desto mehr Fettzellen braucht der Körper.
- Es wird zu viel Insulin über die Nahrung produziert, die einen zu hohen glykämischen Index hat, wie Zucker, Weißmehl, Limonaden etc.
- Zu viel Stress erhöht Insulin und Cortisol.
- Betablocker blockieren die Adrenalinausschüttung und haben Einfluss auf die Schilddrüse.

- Antidepressiva – man vermutet, dass sie den Östrogenspiegel steigen lassen.
- Diuretika lassen den Blutzucker ansteigen. Folge: zu viel Insulin wird ausgeschüttet.
- Medikamente gegen hohen Cholesterinspiegel, sog. Statine.
- Eine Schilddrüsenunterfunktion (Hypothyreose) wird nicht erkannt. Probleme bei der Umwandlung von T4 (Thyroxin) in das aktive Schilddrüsenhormon T3 (Trijodthyronin).
- Im Winter fährt der Stoffwechsel seine Tätigkeit herunter. Durch das frühe Dunkelwerden wird vermehrt Melatonin gebildet, wir sind müder und träger. Das ist doppelt ungünstig, da wir uns im Winter weniger bewegen.
- Viele Frauen nehmen nach Einnahme der Pille oder einer Hormonersatztherapie zu.
- Häufige Diäten bewirken Fehlsignale im Körper.

Viele übergewichtige Menschen haben Probleme mit ihren Hormonen: Es werden zu viel Insulin, zu viel Östrogen und zu wenig Schilddrüsenhormone und Androgene gebildet. Solange die Hormone nicht ausgeglichen sind, ist es schwierig, Fett zu verbrennen.

Ein Grund, warum Menschen zu viel Insulin produzieren, kann neben der Ernährung auch in einer ungenügenden Bildung von Progesteron liegen. Progesteronwerte sinken und die Insulinproduktion steigt beim Älterwerden. Da Insulin ein Fett speicherndes Hormon ist, legt es sich zuerst in der Bauchgegend an, und zusammen mit Östrogen sorgt es für unschöne Fettansammlungen auch an Hüfte, Gesäß und Oberschenkeln. Dies betrifft Männer und Frauen gleichermaßen.

[Exkurs]
Fett „im Kopf"?

Hirnforscher entschlüsseln, wie Fettleibigkeit im Kopf entsteht – ausgelöst durch Stress und andere psychische Ursachen. Unter dem Titel „Wenn die Seele dick macht" erschien im SPIEGEL (Nr.7/9. Februar 2013) ein Artikel, der die Hintergründe für die zunehmende Fettleibigkeit der Menschen beleuchtet.

Es gilt wissenschaftlich als erwiesen, dass der Appetit von den stärksten Lust- und Frustzentren im Gehirn gesteuert wird. Dicke Menschen verhalten sich ähnlich wie Suchtkranke. Dabei sind die Gehirnregionen verändert, die mit dem Belohnungszentrum zusammenhängen, also dem Teil des Gehirns, der beim Sex, bei einem guten Essen oder aber auch durch Drogenkonsum aktiviert wird. Hierbei wird das Glückshormon Dopamin vermehrt ausgeschüttet, das uns motiviert, immer mehr davon haben zu wollen. Bei Fettleibigen schrumpfen die Andockstellen für Dopamin und sie brauchen, um noch dieses Belohnungs- und Glücksgefühl zu spüren, mit der Zeit immer stärkere Reize, sprich immer mehr Essen. Dazu kommt noch ein weiteres typisches Verhaltensmuster, das Fettleibige und Suchtkranke von Normalgewichtigen unterscheidet: Ihnen fällt es schwer, langfristig zu planen, stattdessen entscheiden sie impulsiv. Das erschwert dicken Menschen das Erlernen einer neuen Strategie.

Serotonin ist an Glücksgefühlen, aber auch an Depressionen mitbeteiligt. Kann man wirklich sagen, dass sich die aktuelle Gemütslage auf der Waage ablesen lässt? In dem Artikel heißt es weiter: „In der Tat ist diese die wichtigste neue Botschaft der Hirnforscher. Ist die Stimmung gut, drosseln die Serotonin-Fasern über das Melanokortin-System den Appetit. Herrscht hingegen Niedergeschlagenheit und Serotonin-Mangel, steigert das den Appetit.

„Und auch die Stresszentren des Gehirns sind offenbar mit dieser Schaltzentrale verbunden. Folge: Mancher, der ständig unter Druck steht, futtert sich zusätzliche Pfunde an. Wissenschaftler fanden noch weitere Gründe für eine rasante Zunahme von Übergewicht heraus und auch die hängen mit Hormonen zusammen, nämlich Stress und Schlafmangel.

Für den Neuroendokrinologen Achim Peters haben Übergewicht und Fettsucht denn auch eine zentrale Ursache: Es sind nicht die Gene, sondern Dauerstress. „Niemand ist an seinem Dicksein schuld", sagt der Buchautor. „In Wahrheit hat Übergewicht tiefe gesellschaftliche Ursachen, etwa soziale Ungleichheit, ausweglose Armut und Angst vor dem sozialen Abstieg, die die Menschen jeden Tag neu unter Druck setzen."

Stress entsteht auch durch vermeintlich ausweglose Situationen. Die Nebennieren laufen auf Hochtouren, um genügend Stresshormone zu bilden. Das schaffen sie nur eine Zeitlang. Ohne ausreichend Cortisol (unser wichtigstes Stresshormon) können wir nicht überleben. Die meisten Dickleibigen leiden deshalb auch unter einer Dauerentzündung, was zu schweren Krankheiten wie Arteriosklerose, Herzinfarkt und Schlaganfall führen kann. Auf Dauer hilft wohl nur, die Ursachen für das Übergewicht zu beheben. Dazu gehören ein ruhigeres, stressfreieres, sinnerfülltes Leben mit mehr Zeit und ein gutes soziales Umfeld. Eine Ausbalancierung des Hormonsystems kann dabei eine große Hilfe sein.

Sind Diäten wirklich der richtige Weg?

Wie ich in meinem Buch „Die hCG Diät" (siehe Literaturverzeichnis) geschrieben habe, beruhen fast alle bekannten Diäten auf dem Prinzip, die Nahrungsaufnahme zu reduzieren und damit Kalorien einzusparen. Seit Urzeiten ist in unserem Zellgedächtnis gespeichert, dass die Arterhaltung immer Vorrang vor allen anderen Abläufen im Körper hat. Um dies zu gewährleisten, war es seit jeher notwendig, ständig einen Energievorrat für Notzeiten bereitzuhalten – ein Prinzip, das zwar aus der Steinzeit stammt, aber bis heute nicht verlernt wurde.

Leider sind in der Regel überflüssige Fettreserven für den Stoffwechsel unerreichbar und unser Körper gibt diese Reserven nicht freiwillig, sondern erst kurz vor dem Verhungern frei.

Bevor wir an die hartnäckigen Fettdepots herankommen, verlieren wir Wasser und magere Muskelmasse, die als Erstes nach einer Diät wieder aufgebaut werden. Dies führt aber zum sogenannten „Jojo-Effekt", das heißt, der Körper schaltet auf Sparflamme und verringert die Stoffwechseltätigkeit. Besonders wirkungsvoll ist dieser Effekt bei Frauen: Da sie durch das Gebären und Stillen für das Überleben der Spezies so wichtig sind, schützt die Natur sie in besonderem Maße, indem vermehrt Fett, Wasser und Natrium im Bindegewebe gespeichert werden. Versuchen sie dann, über eine Verringerung der Nahrungsmenge abzunehmen, weiß ihr Körper nicht, ob sie es freiwillig tun oder gerade eine Hungersnot herrscht – und er entscheidet sich für den „Schutz vor dem Verhungern".

Auch heute noch signalisiert unser Gehirn „Nahrungsknappheit", sobald wir die Kalorienzufuhr senken, selbst wenn wir jede Menge Fettreserven haben. Sobald wir nach einer Diät wieder normal essen, behält der Körper wohlweislich sein Sparprogramm bei, um für die nächste „Notzeit" gewappnet zu sein. Dieser Teufelskreis steigert sich mit jeder Diät, bis der Körper gelernt hat, mit minimaler Kalorienzufuhr auszukommen.

Eine Diät, die wirklich funktioniert, finden Sie in meinem Buch: „Die hCG Diät" (siehe Literaturverzeichnis).

Könnte es sein, dass das Problem der epidemieartig zunehmenden übergewichtigen Menschen auf eine *Fehlfunktion des Hypothalamus* zurückzuführen ist?

Der Hypothalamus sorgt für die Kommunikation zwischen den einzelnen Hormonen und dem zentralen Nervensystem. Er steuert über den Stoffwechsel, wie viel Fett im Körper gespeichert wird. Im Hypothalamus befinden sich darüber hinaus die Schaltkreise für die Steuerung der Emotionen und Triebe sowie unser „Sättigungszentrum", welches den Appetit steuert und die Menge der Nahrungsaufnahme regelt.

Wie man heute weiß, ist es auf Dauer nicht zielführend, einfach die Kalorienmenge zu reduzieren; ganz im Gegenteil, man sollte möglichst nicht die Menge einschränken, sondern langfristig darauf achten, das Richtige zu essen. Die Stoffe, die die Insulinproduktion am stärksten beeinflussen, also einen hohen glykämischen Index haben, sollten gemieden werden. Je höher der Wert ist, desto schneller steigt der Blutzuckerspiegel an.

Wie sinnvoll sind Nahrungsergänzungen?

Unter den Experten gibt es zwei Lager: die, die Nahrungsergänzungen für völlig überflüssig halten, und die Fachleute, die die Meinung vertreten, dass wir ohne ausreichende Versorgung mit Vitaminen und Mineralstoffen einen Mangel erleiden und auch schneller altern.

Nahrungsergänzungen werden von den Medien in letzter Zeit oft in ein schlechtes Licht gerückt mit Aussagen wie diesen: „Eine gesunde, ausgewogene Ernährung liefert alles, was der Körper an Mikronährstoffen, Vitaminen und Mineralien braucht. Daher sind Vitamine und Mineralstoffe in Form von Nahrungsergänzungsmittel unnötig, ja sogar gefährlich."

Stimmt das so oder gibt es auch hier wieder Interessen, die etwas dagegen haben, wenn Menschen zu gesund sind? Was fehlt, ist eine ehrliche Überprüfung der Tatsachen und ein Grundwissen um Qualitätskriterien, um die Spreu vom Weizen zu trennen. 99 % der angebotenen Vitamine und Präparate sind synthetisch hergestellt.

Warum sollte man Nahrungsergänzungen in chemisch veränderter und künstlicher Form einnehmen, wenn doch die Natur das Beste für uns bereithält? Ich empfehle Ihnen, darauf zu achten, alle Nahrungsergänzungsmittel und Vitamine in natürlicher Form einzunehmen, wie das beispielsweise bei Vitaminpräparaten der Fall ist, deren Basis auf Pflanzenpulver, Fruchtextrakten oder Fruchtsaftkonzentraten beruht. Dabei ist sichergestellt, dass alle Vitamine, Mineralstoffe und Spurenelemente natürlich und in einem idealen Verhältnis zueinander vorliegen. Ein weiterer gesundheitlicher Vorteil liegt in dem Vorhandensein der wichtigen sekundären Pflanzenstoffe. Diese natürliche Form der Nahrungsergänzung wird vom Körper ideal aufgenommen und kann Ihnen nie schaden.

Viele Vitamine werden jedoch synthetisch hergestellt und sind von minderer Qualität. Das Vitamin C z. B. besteht oft aus Ascorbinsäure, einem billigen Stoff, der den Körper schnell übersäuert! Wenn uns die Gesetzesvertreter wirklich schützen wollen, sollte es eine Richtigstellung bezüglich künstlich hergestellter, billiger Vitamine geben, die zum Teil nur isolierte Bestandteile eines Vitamins enthalten. Diese isolierten Bestandteile können auf Dauer Schaden anrichten. Beispiel Vitamin-E: Es ist ein essenzieller Mikronährstoff, d. h., er ist für uns lebenswichtig und wir müssen ihn über die Nahrung aufnehmen. Angeboten wird es meistens als Alpha-Tocopherol. Synthetisches Vitamin E kann man an der Bezeichung all-rac-alpha-Tocopherol oder dl-alpha-Tocopherol erkennen.

Aber natürliches Vitamin E wird nur von Pflanzen hergestellt und besteht aus acht Tocopherolen und Tocotrienolen. Ideal wäre also ein Komplex aus acht Stoffen oder Quellen, wo Vitamin E in natürlicher Form vorkommt. Weizenkeimöl enthält besonders viel Vitamin E, aber auch in Reiskleie, kalt gepressten Samenölen (Lein-, Raps-, Distel- oder Palmöl) ist es enthalten. Gute Quellen für Vitamin E sind auch Nüsse, Samen, Vollkorn und grünes Blattgemüse.

Das, was ich eben über Vitamin E gesagt habe, gilt auch für das Provitamin Beta-Carotin. Es kann vom Körper in Vitamin A umgewandelt werden. Zu den Nahrungsmitteln mit hohem Beta-Carotin-Anteil gehören vor allem Karotten, allerdings nur gekocht oder wenn sie zu Saft gepresst oder gerieben werden (ein wenig Weizenkeimöl oder anderes hochwertiges Öl dazugeben). Jede Art gelbes oder tiefgrünes Gemüse und die Rotalge, Astaxanthinin, enthalten viel natürliches Alpha-bzw. Beta-Carotin. Beta-Carotin schützt u. a. die Lungenfunktion. Mit chemisch isoliertem Beta-Carotin in hoher Dosierung kann es jedoch zur Schädigung der Lungen bis hin zu einem erhöhten Risiko für Lungenkrebs kommen.

Künstliche Vitamine verursachen häufig erst einen Vitaminmangel, und, wie Studien zeigen, können isolierte synthetische Vitamine in höherer Dosierung sogar lebensverkürzend sein. Der wahre Grund für die widersprüchlichen Meinungen zu

Nahrungsergänzungen liegt darin begründet, dass nicht differenziert wird zwischen Stoffen, die natürlich sind und den Körper unterstützen, und körperfremden Stoffen, mit denen der Körper nichts anfangen kann und die ihm sogar schaden. Sie nutzen nur dem, der sie verkauft. Nahrungsergänzungen, die aus natürlichen, qualitativ hochwertigen Rohstoffen hergestellt werden und noch die sekundären Pflanzenwirkstoffe mit beinhalten, sind um 70 % teurer als künstlich hergestellte Ergänzungen. Das ist der wahre Grund, warum es in diesem Bereich nur sehr wenige Firmen gibt, die solche Wirkstoffe anbieten.

Wenn man heute schon Nahrungsergänzungen im Supermarkt zu Schnäppchenpreisen kaufen kann, braucht man nicht viel Phantasie, um zu verstehen, dass es sich dabei sicher nicht um hochwertige Produkte handeln kann. Bei den meisten der getesteten Präparate handelt es sich, wie schon erwähnt, um künstlich hergestellte Vitamine, und die haben eine andere chemische Struktur als natürliche. Unser Körper erkennt, ob ein Stoff künstlich verändert wurde, und reagiert dementsprechend darauf. Was synthetisch veränderte Stoffe im Körper anrichten können, haben Sie bei den Hormonen schon gelesen.

Lesen Sie vor dem Kauf die Inhaltsstoffe und Zutaten eines Produktes genau durch. Oft stimmen die Zusammensetzungen nicht, es sind unerwünschte Zusatzstoffe enthalten oder andere Substanzen, die Ihrem Körper nicht guttun. Hersteller von natürlichen Vitamin- oder Mineralstoffpräparaten achten prinzipiell darauf, so wenige Zusätze wie möglich zu verwenden. Auch Hersteller von natürlichen Vitaminen kommen nicht ganz ohne Zusatzstoffe aus, aber es gibt unbedenkliche Stoffe wie Magnesiumstearat, Kurkumin oder Kapseln aus Methylcellulose oder Gelantine. Und natürlich ist Qualität teurer als eine synthetische Ware. Seriöse

Hersteller investieren denn auch in gute, biologische Rohstoffe und nicht in teure Fernsehwerbung.

Die Kritik, dass Nahrungsergänzungen oft zu teuer, ja sogar gefährlich sein können, wundert. Natürlich ist eine richtige Dosierung wichtig. Aber die Grenzwerte, die die Deutsche Gesellschaft für Ernährung herausgibt, sind oft viel zu niedrig, um wirklich einen positiven Effekt zu erzielen. Also helfen sich Firmen und bieten ihre Nahrungsergänzungen aus Holland an, wo es nicht solch restriktive Bestimmungen gibt.

Jeder Mensch braucht Nähr- und Vitalstoffe. Das ist eine Tatsache. Wie viel er davon benötigt, hängt vom Alter, den Lebensumständen und vom Gesundheitszustand ab.

Wenn man sich sehr bewusst ernährt und mehrmals täglich genügend frisches rohes Gemüse und Obst isst, mag es sein, dass der Körper genügend Nährstoffe aufnimmt und auch genügend Antioxidantien zu Verfügung hat. Aber ist das realistisch? Da ich das für mich nicht jeden Tag gewährleisten kann, helfe ich ein wenig nach und unterstütze meinen Körper mit einer Auswahl an Nahrungsergänzungen aus kraftvollen Pflanzenmischungen.

David Sandoval: ein Visionär in Sachen Pflanzennahrung und „Super-Food"

Kurze Zeit nachdem ich Dr. Patrick Flanagan kennengelernt hatte, hörte ich zum ersten Mal einen Vortrag des US-Amerikaners David Sandoval. Er ist ein Schüler von Ann Wigmore, die ihre teils schwerkranken Patienten erfolgreich mit Weizengrassaft behandelte. Nach jahrelangen Studien verschiedener Pflanzen, Heilkräuter und Substanzen aus dem Ayurveda, der traditionellen chinesischen Medizin und der Heilkunde anderer Urvölker eignete sich Sandoval Wissen im biologischen Landbau an und entwickelte ein umfassendes Programm für hochwertige Pflanzennahrung, sogenannte „Super-Foods" oder „Living Foods" – lebendige Nahrung. Dabei ist ihm Prävention ein besonderes Anliegen, aber ebenso verfolgte er im Laufe der Jahre die wissenschaftlichen Studien, die sich mit der Wirkung von Pflanzen auf den menschlichen Körper beschäftigen. Oft machte er dabei die Erfahrung, dass die sogenannte moderne Wissenschaft im Nachhinein das bestätigte, was die traditionellen Heiler bezüglich der Wirkung bestimmter Pflanzen schon Jahrhunderte und länger wussten. Im Interview mit David Sandoval auf Seite 198 erfahren Sie mehr über ihn.

Durch David Sandoval habe ich auch die Forschungsarbeiten von Prof. Dr. Bruce Ames, Biochemiker und Professor an der University of California in Berkeley, kennengelernt. In einem Artikel des Reader's Digest Magazine vom November 2003, „Das Ende des Alterns", wurde seine jahrelange Forschungsarbeit untersucht und vorgestellt:

Zellbiologen der berühmten University of California starteten unter der Leitung von Prof. Dr. Bruce Ames Versuchsreihen zur Bioverfügbarkeit unterschiedlichster Substanzen. So verfütterten sie Acetyl-L-Carnitin und Alpha-Liponsäure, zwei frei im Handel erhältliche Substanzen, an Ratten mit schier unglaublichen Resultaten. Ausschlaggebend ist die Kombination dieser beiden Stoffe. Bei den Tieren spielten sich daraufhin wahre Wunder ab. Die Zellen der Versuchstiere regenerierten und verjüngten sich. „Die alten Ratten tanzten Macarena", war die Aussage von Prof. Dr. Ames über die überraschende Wirkung dieser Kombination. Und der Biomediziner Dr. Tory M. Hagen, der an den Versuchsreihen beteiligt war, konstatierte: „Auf den Menschen übertragen, würde die Wirkung der Substanzen aus einem 75 bis 80 Jahre alten Menschen eine Person mittleren Alters machen."

Die zum Teil schon altersgeschädigten Ratten waren am Ende ihres Lebens angelangt. Daher war die Wirkung nach Ende der Versuchsreihe umso erstaunlicher. Es war, als ob aus alten Ratten nach einem Monat plötzlich wieder junge wurden. Sowohl das Gedächtnis als auch die Leistungsfähigkeit und das Paarungsverhalten kehrten zurück, und die Ratten lebten wesentlich länger als die Kontrollgruppe.

Dr. Ames hat festgestellt, dass Acetyl-L-Carnitin hilft, mehr Energie in den Zellen zu produzieren. Das Antioxidans Alpha-Liponsäure reduziert freie Radikale. Grundsätzlich ist Dr. Bruce Ames der Ansicht, dass die Energiegewinnung in unseren Mitochondrien sehr effizient ist. Es gibt dort allerdings kleinere Elemente, die freie Radikale freisetzen und für das Altern mitverantwortlich sind. Wenn Menschen älter werden, reduziert sich die Effizienz der Energiebildung in den Mitochondrien, was zur Folge hat, dass noch mehr freie Radikale freigesetzt werden.

Die Versuche von Dr. Bruce Ames an Ratten zeigen, dass ein Äquivalent beim Menschen bei einer 80-jährigen Person das Gehirn, das Aussehen und Handeln eines Menschen in mittleren Jahren hervorrufen kann. Als Ergebnis seiner Forschung patentierte er eine Nahrungsergänzung aus 200 Milligramm Alpha-Liponsäure und 500 Milligramm Acetyl-L-Carnitin, die zweimal pro Tag einzunehmen ist.

Und dies sind die zwei Substanzen, mit denen Dr. Bruce Ames die erstaunlichen Wirkungen bei seinen Versuchen erzielt hat. Sie sind auch bei uns als Nahrungsergänzung frei verkäuflich:

Acetyl-L-Carnitin

L-Carnitin kann die Blut-Hirn-Schranke überwinden und so zu einer Verjüngung des Gehirns beitragen. Es stärkt den Herzmuskel, hat eine starke antioxidative Wirkung, hebt die Stimmung und gleicht bei Stress die Bildung von Stresshormonen aus. L-Carnitin kann Energie aus Fett gewinnen. Man hat beobachtet, dass bei Menschen, die L-Carnitin eingenommen haben, die Bildung des Alterungspigments „Lipofuscin" zurückgegangen ist.

Alpha-Liponsäure

Warum wird Alpha-Liponsäure das „universelle Antioxidans" genannt? Sie ist sowohl ein Coenzym im Zitronensäurezyklus, um für die Körperzellen Energie aus der Nahrung zu gewinnen, als auch ein leistungsstarker Radikalfänger. Alpha-Liponsäure ist sowohl fett- als auch wasserlöslich und kann in wässrigen wie auch in fettigen Zellbereichen freie Radikale neutralisieren. Ein noch interessanterer Aspekt ist, dass der Körper Alpha-Liponsäure in Dehydroliponsäure umwandelt, was ein noch stärkeres Antioxidans ist. Beide Formen können die besonders gefährlichen Peroxinitrit-Radikale neutralisieren, die an der Entwicklung von chronischen Entzündungen, Arteriosklerose, Nerven- und Lungenkrankheiten beteiligt sind.

Alpha-Liponsäure kann die Aktivität anderer Antioxidantien, einschließlich Vitamin C, Vitamin E, Glutathion und Coenzym Q10, erhöhen und deren Wirkdauer verlängern.

Pflanzen und Substanzen mit erstaunlichen Anti-Aging-Eigenschaften

Es ist immer wieder erstaunlich, welche kraftvollen Substanzen uns die Natur schenkt. Es gibt fast nichts, wogegen kein Kraut gewachsen ist. Hier stelle ich Ihnen noch einige dieser hochwirksamen Anti-Aging-Pflanzen und -Stoffe aus der Natur vor, die teilweise schon Tausende von Jahren bekannt sind:

Ho Sho Wu – *auch Fo Ti* genannt – ist eine Pflanze, die aus der taoistischen Unsterblichkeitspraxis der Mönche stammt und sich bereits 713 v.Chr. in ihren Aufzeichnungen findet. Die Pflanze wird seit Hunderten von Jahren als Langlebigkeitstonikum angewendet. Dieses wird in der chinesischen Medizin auch für Männer benutzt, die unter Haarausfall leiden. Durch seine durchblutungsfördernden Eigenschaften auf der Kopfhaut regt es durch die richtige Zusammensetzung von Proteinen und Fetten die Bildung neuer Haarfollikel an. Es wirkt bei Schwächezuständen kreislaufstärkend, ist hilfreich bei Impotenz, kann Haarausfall stoppen, verhindert frühzeitiges Ergrauen, kann neuen Haarwuchs anregen und Linderung bei trockener, rauer und juckender Haut bringen. Je älter die Pflanze ist, desto stärker ist ihre Wirkung.

Astaxanthin – ein Stoff, der aufhorchen lässt!

Astaxanthin ist ein natürlich vorkommendes Beta-Carotin aus winzigen Algen (Haematococcus pluvialis). Diese Algen haben die Fähigkeit, über 40 Jahre lang zu überleben und das trotz teilweise schwierigster Bedingungen wie Hitze, Kälte, Sonne und Nährstoffmangel. Zu verdanken ist dies der Bildung einer schützenden Substanz, dem roten Astaxanthin. Ausdauersportler haben diese Substanz für sich entdeckt und schwören darauf. Für die Ausdauerfähigkeit von Astaxanthin gibt es in der Natur ein gutes Vorbild: Wildlachse. Es ist erstaunlich, wie sie es schaffen, tagelang gegen den Strom, teilweise springend, diese enorme Schwimmleistung zu vollbringen. Wissenschaftler glauben, dass die hohe Konzentration an Astaxanthin dafür verantwortlich ist.

Ärzte und Fachleute sind sich einig, dass mit Astaxanthin ein neues Super–Anti-Aging-Mittel gefunden wurde. Man vermutet, dass mittlerweile mehr als die Hälfte (in den USA schon 75 %) der Menschen von „stummen Entzündungen" betroffen sind, gegen die es keine Medikamente gibt. Allerdings kann man mit Entgiftung und Ernährung viel erreichen. Astaxanthin ist ein effektiver

Entzündungshemmer und vermag Schmerzen und Entzündungen im ganzen Körper, wie rheumatoide Arthritis und Tennisarm, zu reduzieren – und das ohne jegliche Nebenwirkungen. Es hat noch weitere erstaunliche Eigenschaften: Astaxanthin ist ein wirkungsvoller Zellschutz und schützt die Zellen vor Oxidation. Es stärkt das Immun- und das Herz-Kreislauf-System und kann die Folgen von Stress vermindern. Da Astaxanthin die Blut-Hirn-Schranke überwindet, schützt es das Gehirn mit seinen entzündungshemmenden und antioxidativen Eigenschaften und kann so Demenz hinauszögern.

Vor allem auf die Augen hat es einen besonderen Einfluss, fördert es doch die Sehstärke und das klare Sehen, indem es die Wirkung von Provitamin A ergänzt. Selbst eine altersbedingte Makuladegeneration verbessert sich damit.

Astaxanthin ist ein wirksamer innerer und äußerer Sonnenschutz und schützt zuverlässig vor Sonnenbrand und UV-Licht. Sonneneinstrahlung wird mit Astaxanthin viel besser vertragen. Das gilt auch für Menschen, die unter Sonnenallergie leiden. Durch zu viel Sonne verliert die Haut ihre Elastizität, sie wirkt alt und fahl und das Bindegewebe altert schneller. Astaxanthin wirkt der Hautalterung entgegen, da es starke antioxidative Eigenschaften hat. Faltenbildung und Altersflecken werden vermindert und es sorgt dafür, dass die Pigmentierung der Haut erhalten bleibt.

Krillöl

Astaxanthin ist auch im Krillöl enthalten.

Der Antarktische Krill (Euphausia superba) ist ein kleiner Krebs, der in den Gewässern der Antarktis in Riesenschwärmen vorkommt. Nur ein Bruchteil wird zum Fang freigegeben, sodass der Arterhalt gesichert ist. Krill liefert Omega-3- und Omega-6-Fettsäuren in einem idealen Verhältnis. Krillöl hat Einfluss auf unser Hormonsystem, kann bei PMS (prämenstruellem Syndrom) die Schmerzen und depressiven Anwandlungen lindern. Es ist ein natürlicher Entzündungshemmer und vermag hohe Cholesterinwerte auszugleichen. Krillöl kann das Gesamtcholesterin, LDL („schlechtes" Cholesterin) und auch die Triglyceride senken, während es das sogenannte „gute" HDL-Cholesterin erhöht. Es bietet einen wirksamen Herzschutz und auch bei entzündlichen Gelenkproblemen zeigt es Wirkung. Zusammen mit anderen Vitalstoffen kann es den Alterungsprozess aufhalten.

Astragalus-Wurzel

Sie wird in der chinesischen Medizin seit jeher vielseitig verwendet. Astragalus besitzt Saponine, sogenannte sekundäre Pflanzenstoffe, die die Anzahl der Stammzellen im Knochenmark erhöhen können und ihre Entwicklung in aktive Immunzellen fördern. Es regt die Produktion von Interferon an, ähnlich wie Spirulina. Die Bildung von Makrophagen – sogenannten Fresszellen, die, wenn sie auf einen Erreger treffen, diesen umschließen und verdauen – wird angeregt und die weißen Blutkörperchen gestärkt. Astragalus regt die Funktion der Nebennierenrinde an, was wiederum gut für die Hormonbildung ist. Man hat herausgefunden, dass Astragalus zwei Moleküle enthält, die in der Lage sind, die Telomere nachwachsen zu lassen. Die Telomere befinden sich am Ende des DNA-Stranges und sind einer der Hauptschlüssel für das Altern. Aus einem Bestandteil von Astragalus wird z. B. TA-65 hergestellt. Dies aktiviert die Telomerase, ein im Körper natürlich vorkommendes Enzym, welches die einzigartige Fähigkeit hat, die Telomerenfäden wieder zu verlängern, sodass sich Zellen verjüngen und das Altern hinausgezögert wird.

Katzenklaue – Una de Gato

Die Katzenklaue ist eine Pflanze aus dem tropischen Regenwald. Die südamerikanischen Indianer verwenden sie bei Magengeschwüren, Entzündungen, Arthritis und Asthma. Una de Gato enthält das Super-Antioxidans SOD mit dem unaussprechlichen Namen Superoxid-Dismutase, das die gefährlichen Superoxid-Radikale bindet und so die Zellen vor Schädigungen und vorzeitigem Altern schützt. Wissenschaftler konnten nachweisen, dass es nicht nur das wichtigste Enzym für das Abfangen, sondern auch das Ausscheiden freier Sauerstoffradikale ist. Superoxid-Dismutase kann sogar in die Mitochondrien (die Kraftwerke der Zellen) hineingelangen und selbst der aggressive Magensaft macht ihm nichts aus.

Coenzym Q10

In Japan nehmen mehr als 10 Millionen Menschen Coenzym Q10 als Prophylaxe ein. Als Zellschutz sollte es auch hier schon von jüngeren Menschen ergänzt werden, da es nur schwer über die Nahrung in ausreichender Form zur Verfügung steht. Lebensrettend kann eine Ergänzung mit Coenzym Q10 bei der Einnahme von Cholesterinsenkern sein, da es bei der Einnahme sogenannter Statine das Herz schützt. Die täglich aufgenommen Menge sollte, um eine gute Wirkung zu erzielen, bei 60–200 mg pro Tag liegen.

Carnosin

Es hat mittlerweile den Ruf, als Nahrungsergänzung den Alterungsprozess zu verzögern. Bitte nicht mit L-Carnitin verwechseln! Durch die Verbindung zweier Aminosäuren Beta-Alanin und Histidin entsteht Carnosin. Diese beiden Aminosäuren haben im Verbund die Fähigkeit, Zellen zu verjüngen und die Lebensdauer der Zellen zu verlängern, die Immunabwehr zu steigern, die Wundheilung zu fördern und für mehr Muskelkraft und Ausdauer zu sorgen. Durch Carnosin werden die Zellen vor unerwünschter, also nichtenzymatischer Glykosylierung (Glykation) geschützt, was wohl neben seiner antioxidativen Fähigkeit einer der Hauptgründe für die verjüngende Wirkung ist. Glykosylierung entsteht durch unkontrollierte, nichtenzymatische Verbindungen mit Proteinen, die durch Kohlenhydrate und einfache Zucker im Blut entstehen, ein sogenanntes Glykosid entsteht. Carnosin kann diesen zellschädigenden Vorgang verlangsamen und die Wirkung von Kohlenhydraten eindämmen.

Mittlerweile gibt es in Russland carnosinhaltige Augentropfen, die Katarakte, also Grauen Star, verhindern oder sogar bestehenden Katarakt rückgängig machen können. Eine mögliche Ursache für einen Katarakt ist die nichtenzymatische Glycosylierung.

Resveratrol

Gehört zur Gruppe der Polyphenole und kommt in Traubenschalen und -kernen vor. Es ist eine weitere Substanz, der man eine große Anti-Aging-Wirkung nachsagt. Resveratrol ist ein stark wirkendes Antioxidans und ein erstklassiger Radikalfänger. Es hat zellstärkende Eigenschaften und wirkt direkt an den Zellhüllen und vor allem in den Kraftwerken der Zelle. Es unterstützt die natürliche Durchlässigkeit der Zellen für wichtige Nährstoffe. Es kommt im Rotwein vor, aber als ernstzunehmende Quelle für Resveratrol müsste man täglich sehr große Mengen davon trinken, um einen positiven Effekt zu haben.

Traubenkernextrakt

Ist wie Resveratrol ein wichtiges Antioxidans und trägt unter anderem zur Elastizität der Haut bei.

Grüner Tee

Stellt eine wunderbare Möglichkeit dar, jung zu bleiben. Er enthält zahlreiche Polyphenole, die die Bildung von Glutathion anregen, wodurch die Zellen besser vor freien Radikalen geschützt sind. Wir erinnern uns: Glutathion ist das körpereigene stärkste Antioxidans. Grüntee hemmt nachweislich das Krebswachstum und unterstützt die Neubildung von Blutgefäßen. Es wird vermutet, dass die Polyphenolverbindung aus dem Grüntee auch die Telomerase aktiviert, das Enzym, welches die Verkürzung der Telomeren hinausgezögert und die Lebensdauer der Zellen verlängert.

Spirulina-Alge

Diese blaugrüne Alge enthält so viele wertvolle Nährstoffe, dass sie als wahres Supernahrungsmittel gilt. In Spirulina finden wir 18 Aminosäuren einschließlich der acht essenziellen Aminosäuren. Es enthält ungesättigte Fettsäuren, die Vitamine A, Vitamine des B-Komplexes, vor allem auch Vitamin B12 und Vitamin E. Es ist reich an Mineralien und Spurenelementen wie Magnesium, Eisen, Phosphor, Kalium, Mangan und Zink.

Das gleiche gilt für **Chlorella.**

Kurkuma – Curcumin – Gelbwurz

Wird in der ayurvedischen Heilkunst seit 4000 Jahren aufgrund seiner energetisierenden, antioxidativen und reinigenden Wirkung hoch geschätzt. Es hemmt im Körper Entzündungen und kann degenerative Entwicklungen wie Tumorbildung eindämmen. Immer zusammen mit einer Prise schwarzen Pfeffer verwenden, um die Wirksamkeit zu steigern!

Kelp

Hierbei handelt es sich um eine faszinierende Meeresalge und eine der Pflanzen auf der Erde mit der höchsten Dichte an leicht aufzunehmenden Mineralien. Vor allem der Gehalt an natürlichem Jod und die Mineralien in Kelp können bei einer Schilddrüsenunterfunktion hilfreich sein. Der daraus resultierende Haarverlust kann durch die Mineralien gebessert werden. Kelp stimuliert nicht nur die Schilddrüse, sondern auch andere Hormone. Wenn Sie generell unter **Müdigkeit und Energiemangel** leiden, könnte es an einer Unterfunktion der Schilddrüse und anderen Hormonen liegen. Weitere Gründe für einen Mangel an Energie und Müdigkeit können in einem Mangel an Vitamin B12 liegen. Vitamin B12 ist an der Bildung roter Blutkörperchen beteiligt. Eisen ist wichtig für die Blutbildung und den Transport von Sauerstoff. Coenzym Q10 verbessert die Herzleistung und Magnesium ist an vielen Stoffwechselaktivitäten beteiligt. Ein Mangel trägt zu Nervenanspannung und einer Ermüdung der Muskeln bei.

Vitamine und Enzyme

Vitamine sind lebenswichtige Stoffe, die der Körper nicht selbst herstellen kann und die über die Nahrung oder als Nahrungsergänzung zugeführt werden müssen. Es wird unterschieden zwischen wasserlöslichen und fettlöslichen Vitaminen. Die fettlöslichen Vitamine (Vitamin A, Beta-Carotin, Vitamin D, E und K) werden in den Fettdepots gespeichert, deshalb können sie auch leicht überdosiert werden, was bei den wasserlöslichen Vitaminen (Vitamin C, die Gruppe der B-Vitamine und Vitamin H) nicht der Fall ist. Diese werden schnell wieder ausgeschieden und müssen mehrmals täglich mit der Nahrung aufgenommen werden. Es ist erwiesen, dass Menschen, die Vitamine – insbesondere Vitamin C und Vitamin E – einnehmen, länger und gesünder leben.

Noch einmal der Hinweis: Ergänzen Sie Ihre Nahrung mit hochwertigen Vitalstoffen und Nahrungsergänzungen und nicht mit synthetischen Ersatzstoffen! Hier kommt es ganz entscheidend auf gute Qualität und natürliche Inhaltsstoffe an. Die Höhe der Dosierung ist ein weiterer wichtiger Faktor. Zu gering dosierte Ergänzungen bringen wenig.

Vitamin	Empfohlene Tagesdosis	Erläuterung
Vitamin A	5000 IU (900 mcg für Männer, 700 mcg für Frauen)	Vitamin A kommt ausschließlich in tierischen Nahrungsmitteln vor. Viele Pflanzen und einige Tierprodukte enthalten sogenannte Carotinoide. Wichtigster Vertreter ist das Beta-Carotin. Der Körper kann je nach Bedarf aus Beta-Carotin Vitamin A herstellen. Enthalten ist Beta-Carotin in Karotten, Spinat, Fenchel, Tomaten, Brokkoli, Grünkohl, Süßkartoffeln, Aprikosen, Kürbis, Mango.
Beta Carotin	15000 IU (15-30 mg)	Eine gute natürliche Quelle für Beta-Carotin sind Karotten, aber auch die Alge Astaxanthin ist reich an Beta-Carotin
Vitamin C	1000 mg	Vitamin C ist wichtig für unser Bindegewebe und für die Haut, es baut Collagen auf und kann entscheidend dazu beitragen, das Leben zu verlängern, wenn es natürlich ist und hoch genug dosiert wird.

		Vitamin C ist wichtig für den Zellschutz und stellt ein kraftvolles Antioxidans gegen aggressive Radikale dar. Es wird für eine gesunde Entgiftung und das Hormonsystem gebraucht. Ascorbinsäure ist, wie der Name schon sagt, säurebildend. Das stärkste Vitamin C kommt übrigens aus Früchten wie der Amla-Beere oder der Montmorency-Sauerkirsche. Aber auch die Acerolakirsche, Camu-Camu und Hagebutte enthalten Vitamin C in seiner reinsten Form. Weitere Vitamin-C-haltige Lebensmittel sind Papaya, Grapefruit, Orangen Erdbeeren, Johannisbeeren, Paprika, Brokkoli, Rosenkohl, Kresse, Kiwi und Kartoffeln. Calciumascorbat (auch als Vitamin-C-Ester bekannt), eine natürliche Form von Vitamin C, wird gut vom Körper aufgenommen und reagiert nicht säurebildend.
Vitamin E	400 IU von Vitamin E täglich	Vitamin E – Alpha-Tocopherol gilt als die effektivste Form dieses Vitamins. Vitamin E schützt die Zellmembranen vor Oxidation, verjüngt die Arterien und ist ein starker Radikalfänger. Enthalten ist es in pflanzlichen Fetten (Oliven-, Weizenkeim-, Sonnenblumen- und Distelöl), in Fisch, Eiern, Avocados, Fenchel, Paprika und Hülsenfrüchten. Astaxanthin enthält viel natürliches Vitamin E.
Vitamin D	400 IU	Vitamin D3 ist ein Prohormon und kommt in jedem Körper vor. Es wird auch Cholecalciferol genannt. Sonne und frische Luft regen die Vitamin-D-Produktion im Körper an. Es wird größtenteils mithilfe von UVB-Strahlen in der Haut gebildet. In der Nahrung findet sich nur wenig Vitamin D. Enthalten ist es in Lebertran, Fisch, Butter und Käse. Vitamin D stützt und kräftigt die Knochen. Ein Mangel ist weit verbreitet, wie eine erste Langzeitstudie aus Deutschland zeigt. Siehe Exkurs auf Seite 186.

Vitamin K	60 mcg	Vitamin K: Eine ungenügende Vitamin-K-Zufuhr steht im Zusammenhang mit erniedrigter Knochendichte und einem erhöhten Risiko für Frakturen.
Niacinamide	50 mg	Helfen, Kohlenhydrate in Energie umzuwandeln.
Vitamin H – Biotin	300 mcg	

B-Vitamine (B1, B3, B6, B12 und Pantothensäure) sind wichtig für Nerven, Gehirn und Stimmung, sie helfen Herz und Gefäße zu schützen, unterstützen Haut und Haare sowie Regeneration, Wachstum und vieles mehr.

Allen B-Vitaminen ist gemeinsam, dass sie für Stoffwechselvorgänge grundlegend und unentbehrlich sind. Sie unterstützen die Wirkungen von Vitamin A, E, C und Beta-Carotin, fördern die geistigen Fähigkeiten und schützen die Nerven und das Herz. Für Menschen ab dem 50. Lebensjahr und Vegetarier sind die B-Vitamine besonders wichtig und sollten immer zusätzlich eingenommen werden. Besonders wichtig sind Vitamine B1, B3, B6, B12 und Folsäure.

B-Vitamine	Empfohlene Tagesdosis	Erläuterung
Vitamin B1	100 mg	Vitamin B1 gilt als Nervennahrung. Wichtig ist es bei der Energiegewinnung aus Kohlenhydraten. Bei übermäßigenm Zucker-, Weißmehl- und Alkoholkonsum werden die Vitamin-B1 Reserven aufgebraucht. Ein Mangel kann zu Herzrhythmusstörungen, Depressionen, Muskelschmerzen und Nervenentzündungen führen. Enthalten ist Vitamin B1 in Weizen- und Sonnenblumenkernen, Sojabohnen, Vollkornbrot, Kartoffeln, Naturreis und Bierhefe.

Vitamin B2	25-100 mg	Vitamin B2 (Riboflavin) schützt die Haut und hält sie geschmeidig. Enthalten ist es in Bierhefe, Seelachs, Vollkorn und Spinat.
Vitamin B3	50 mg	Vitamin B3 (Niacin) schützt die Zellen. Bei einer Diät stellt Vitamin B3 eine wichtige Ergänzung dar. Es unterstützt die Gewichtsabnahme, da es einer Unterzuckerung entgegenwirkt und somit das nagende Hungergefühl dämpft. Wird während einer Diät viel Eiweiß gegessen, braucht der Körper mehr Vitamin B3. Enthalten ist es in Hühnchen, Makrelen, Erdnüssen, Erbsen und Naturreis.
Vitamin B5	400 mg	Vitamin B5 (Pantothensäure) ist wichtig für die Neubildung von Haut- und Haarzellen. Enthalten in Vollkornprodukten, frischem Gemüse, Brokkoli, Champignons und Joghurt.
Vitamin B6	50 mg	Vitamin B6 ist ein wichtiges Vitamin zur Erhaltung der Myelinscheiden und Membranen unserer Nervenzellen. Es sorgt für intakte Nerven und gilt als Anti-Migräne-Vitamin. Ein Mangel zeigt sich in Symptomen wie Niedergeschlagenheit, erhöhter Infektanfälligkeit, eingerissenen Mundwinkeln. Enthalten ist es in Vollkornprodukten, Weizenkeimen, Bananen, Fisch, Fleisch und Hülsenfrüchten.
Vitamin B12	100 mcg	Vitamin B12 kann als einziges Vitamin der B-Gruppe im Darm gebildet und in der Leber gespeichert werden. Allerdings muss dazu im Magen genügend Intrinsic-Faktor abgesondert werden, was mit zunehmendem Alter nicht mehr ausreichend geschieht. Man vermutet deshalb heute bei vielen älteren Menschen einen gravierenden Vitamin-B12-Mangel. Symptome, die mit einem Mangel auftreten, sind u. a. Blutarmut (perniziöse Anämie), Konzentrationsstörungen, Benommenheit bis hin zu Verwirrtheit, Depressionen, Nervenstörungen. Enthalten ist Vitamin B12 in Fisch, Fleisch, Käse, Miso, Brottrunk, Sauerkraut und der Spirulina-Alge.

Cholin	150 mg	Cholin/Lezithin ist in allen Körperzellen zu finden. Cholin baut die Zellwände im ganzen Körper auf. Ohne ausreichend Cholin können die Myelinscheiden der Nervenbahnen nicht hergestellt werden. Cholin hat gedächtnisfördernde Eigenschaften und unterstützt die Leber bei der Entgiftung. Eine gute Quelle für Cholin ist Lezithingranulat. Es kommt in Leber, Eigelb, Bierhefe und Weizenkeimen vor.
Inositol	500 mg	Inositol ist wie Cholin wichtig für den Fettstoffwechsel und das Nervensystem. Es trägt zur geistigen Leistungsfähigkeit bei. Zu viel Östrogene erzeugen Mangel. In den Hoden befindet sich besonders viel Inositol. Daher ist es für die Produktion von Spermien, den Reifungsprozess und für eine ausreichende Menge an Spermien wichtig. Inositol kann bei Schlafstörungen helfen. In der Nahrung finden wir es in Nüssen, Bohnen, Weizenkeimen, Melonen, Orangen, Vollkornbrot und Grapefruit.

[Exkurs]
Vitamin D

In Deutschland haben 60 % der Erwachsenen laut Daten des Robert-Koch-Instituts einen Vitamin-D-Wert von unter 20 ng/ml. Nach dem amerikanischen IOM-Report ist das zu wenig. Die Altersforscherin Heike Bischoff-Ferrari von der Universität Zürich glaubt, dass durch eine ausreichend hohe Dosierung besonders bei Frauen nach den Wechseljahren das Risiko für Osteoporose und Knochenbrüchen um bis zu 30 % gesenkt werden kann. Es ist erwiesen, dass es einen Zusammenhang zwischen einer ungenügenden Vitamin-D-Versorgung und dem Auftreten von Typ-II Diabetes gibt.

Signale für einen Mangel an Vitamin D3 zeigen sich u.a. in einer erhöhten Erkältungsneigung, erhöhter Infektanfälligkeit, Müdigkeit, Gelenkbeschwerden (rheumatoide Arthritis), Hautausschlägen, Osteopenie und Osteoporose.

Ausreichend Vitamin D schützt vor Herzkrankheiten, vermindert die Krebsgefahr, verbessert die Immunabwehr und wirkt entzündungshemmend. Vitamin D soll bei Autoimmunerkrankungen extrem wirksam sein und Autoimmunreaktionen hemmen. Es verbessert die Knochendichte, sodass Knochenbrüche gemindert werden.

Die meisten Experten plädieren für ein Umdenken, was die Angst vor Hautkrebs und Sonne betrifft. „Mit den derzeitigen Empfehlungen zum Schutz vor Hautkrebs und Falten ist die Bildung von Vitamin D fast unmöglich", meint Nicolai Worm, Ernährungswissenschaftler und Buchautor von „Heilkraft D" (siehe Literaturangaben). „Man sollte zweimal pro Woche je nach Hauttyp 10 bis 20 Minuten ohne Sonnencreme auf Gesicht und Armen in die Sonne gehen, bei Vorbräunung sogar länger."

Auch Hartmut Glossmann, Mediziner an der Universität Innsbruck, kritisiert die Angst vor der Sonne. „Es gibt tatsächlich mehr tödlichen Hautkrebs seit rund 70 Jahren, aber vor allem bei Indoor-Workern, nicht etwa bei Bauarbeitern." „Regelmäßiges Sonnen schützt also vor Melanomen", meint Glossmann. Er empfiehlt darum etwa täglich **10 Minuten in der Mittagssonne den eigenen Vitamin-D-Speicher aufzustocken**, da dann das UV-Spektrum am besten sei.

Der Gang ins Solarium kann im Winter, natürlich wohldosiert angewendet, eine Alternative sein und Depressionen vorbeugen.

Mineralien

Außer Vitaminen benötigt der Körper eine Reihe von Mineral-stoffen und Spurenelemente. Diese kommen nur in kleinsten Mengen im Körper vor. Mineralien helfen bei der Enzym- und Zellbildung. Sie sind für den Körper lebensnotwendig, aber er kann sie nicht selbst herstellen. Organisch gebundene Mineralien, wie sie in frischen Pflanzen, Gemüse und Salaten vorkommen und auf mineralreichen Böden wachsen, werden vom Körper beson-ders gut aufgenommen.

Eine wichtige Funktion von Mineralien ist es, im Körper das Säure-Basen-Gleichgewicht zu sichern (s. S. 205). Überwiegen die Säuren, kommt es zu folgender Kettenreaktion: Um über-schüssige Säuren neutralisieren zu können, braucht der Körper ausreichend Mineralien, damit diese in Salze gebunden und in Form von Schlacken ausgeschieden werden können. Kann er das nicht, müssen die Schlacken irgendwo deponiert werden und da bietet sich in erster Linie das Bindegewebe an. Die auf Dauer fehlenden Mineralien klaut der Körper sich aus den Mineralde-pots von Haut, Haarboden, Zähnen, Knochen und Knorpelge-webe. Frühzeitige Alterung, Cellulite und Glatze bei Männern sind Anzeichen dafür.

Hier kurz zusammengefasst einige der Funktionen von Mine-ralien: Sie aktivieren den gesamten Stoffwechsel und unterstützen die Energiegewinnung in der Zelle. Sie sind wichtig für unsere Knochenstruktur und helfen, Schwermetalle und Schlacken aus-zuleiten. Mineralien aktivieren Enzyme und sind für den Eiweiß-stoffwechsel wichtig. Sie fördern die Verdauung, die Durch-blutung und mindern Anspannung, sei sie muskulär oder auch stimmungsmäßig. Eine ausreichende Versorgung mit Mineralien sorgt für guten Schlaf, schöne Haut, Haare und Nägel und kann die sichtbaren Zeichen der Alterung reduzieren.

Mineral	Empfohlene Tagesdosis	Erläuterung
Calcium	500 mg	Calcium ist wichtig als Baumaterial für Knochen und Zähne, für die Reizweiterleigung der Nerven und die Muskelfunktion. Zu den Mangelerscheinungen zählen Osteoporose (Knochenschwund) und Muskelkrämpfe. Zu finden ist Calcium in Milch und allen Milchprodukten, Käse, Gemüse, Schalentieren, Eigelb, Nüssen, Brot und Hülsenfrüchten.
Magnesium	500 mg	Magnesium ist wichtig für den Stoffwechsel und die Reizleitung der Nerven, es unterstützt den Knochenaufbau und reguliert den Blutdruck. Außerdem ist es an über 300 Reaktionen im Körper beteiligt, unter anderem an der Energiebereitstellung. Mangelerscheinungen zeigen sich in Form von Muskelschmerzen und -schwäche und unregelmäßigem Herzschlag. Eine höhere Aufnahme von Magnesium senkt das Risiko für Dickdarmkrebs. Daneben ist Magnesium für eine Vielzahl weiterer Stoffwechselwege vonnöten. Zu finden ist Magnesium z.B. in ungeschältem Reis, Spinat, Milch, Bananen, Gemüse, Bohnen, Obst, Kakao, Mandeln, Kürbiskernen und Kichererbsen.
Kalium	1599–2000 mg	Kalium ist wichtig für unsere Nerven-, Herz- und auch Muskelfunktionen. Weiterhin ist es notwendig beim Aufbau von körpereigenen Proteinen und nicht zuletzt wird der Flüssigkeitshaushalt des Körpers von Kalium mitbestimmt. Enthalten ist es u. a. in Obst (besonders Bananen), Gemüse, Fleisch und Milch, Melonen und Vollkornnudeln.
Natrium	1–3 g	Natrium ist ebenso für den Flüssigkeitshaushalt des Körpers von enormer Bedeutung. Heutzutage nehmen wir leider zu viel Natrium auf, da es Bestandteil von Kochsalz ist, und davon sind in verarbeiteten Lebensmitteln meist viel zu große Mengen enthalten. Achten Sie beim Kochen darauf, dass Sie so wenig wie möglich salzen. Verwenden Sie natürliches Meersalz, Ur-Salz oder Himalaja-Salz und würzen Sie eher mit anderen Gewürzen und (frischen) Kräutern.

Spurenelemente

Spurenelemente werden diejenigen Stoffe genannt, die der Körper nur in ganz geringen Mengen benötigt. Das heißt aber nicht, dass sie unwichtig wären! Ohne Spurenelemente könnten viele Prozesse in unseren Zellen nicht ablaufen.

Spurenelemente	Empfohlene Tagesdosis	Erläuterung
Eisen	10–15 mg	Eisen ist Bestandteil unseres Blutfarbstoffes Hämoglobin, der den Sauerstoff in unserem Körper transportiert.
Zink	Zink: 3–3,5 mg (als Zinkgluconat) 20 mg.	Zink ist wichtig fürs Immunsystem, aber unser Stoffwechsel ist auch an vielen anderen Stellen auf dieses Spurenelement angewiesen.
Selen	100–200 mcg	Selen ist ein wichtiger Schutzstoff für unsere Zellen (Antioxidans gegen aggressive Radikale), es ist wichtig für das Immunsystem und auch die Schilddrüse (und damit das Hormonsystem) braucht dieses Spurenelement. Zusammen mit Chlorella ist es für die Ausleitung von Giften und Schwermetallen essenziell.
Chrom	200 mcg	Chrom ist wichtig für die Regulation der Insulinwirksamkeit (Blutzuckerkontrolle) und spielt beim Fett- und Proteinstoffwechsel eine Rolle.
Jod	15–200 mcg	Jod ist absolute Voraussetzung für die korrekte Hormonproduktion in der Schilddrüse und hat damit Auswirkungen auf den gesamten Körper.
Bor	2 mg (aktiviert Vitamin D)	Es wirkt desinfizierend gegen Pilze und Viren. Bormangel verursacht Hyperaktivität der Nebenschilddrüse. Es hat Einfluss auf den Knochenstoffwechsel und die Gehirnfunktion.

Kupfer	2 mg	Kupfer ist an der Bildung von roten Blutkörperchen und Enzymen beteiligt. Es hilft bei der Aufnahme von Eisen und stärkt die Immunabwehr und die Nerven. Es trägt zur Pigmentierung von Haut und Haaren bei.
Folsäure	400-600 mcg	Folsäure wird im Eiweißstoffwechsel und für die Blutbildung benötigt. Enthalten ist Folsäure in Bierhefe, Sojabohnen, Spinat, Brokkoli, Tomaten und Orangen.
Mangan	20 mg	Mangan ist ein wichtiger Zellschutz, baut Enzyme auf und unterstützt den Stoffwechsel. Gut für Knorpel und Knochen.

Enzyme

Enzyme werden auch als „Biokatalysatoren" bezeichnet, da sie als hoch spezialisierte Eiweißmoleküle den Stoffwechsel im Körper erst möglich machen. Sie sind für uns absolut unverzichtbar. Alle Zellen des Körpers enthalten Enzyme. Je nach Art des Gewebes sind es jedoch unterschiedliche Enzyme und auch unterschiedliche Mengen, abhängig davon, welche Aufgaben das Gewebe zu erfüllen hat. Verdauungsenzyme zum Beispiel werden vorwiegend von der Bauchspeicheldrüse (Pankreas) gebildet und in den Dünndarm abgegeben, um dort die aufgenommene Nahrung in ihre Einzelbausteine zu zerlegen. Diese können dann von der Dünndarmschleimhaut in den Körper aufgenommen werden.

Einer der wichtigsten Gründe, warum lebendiges, ungekochtes Gemüse und Obst sowie Sprossen, Gräser, Samen und Nüsse sich für den menschlichen Körper als so heilend und regenerierend erweisen, sind nach Aussage vieler Experten die darin enthaltenen Enzyme. Sie werden oft als der „Lebensfunke" in der rohen Nahrung bezeichnet. Da die meisten Enzyme bei über 40 Grad Celsius, sich zu zersetzen beginnen, sind in allen erhitzten oder

pasteurisierten Nahrungsmitteln nur noch sehr wenige bis keine
Enzyme mehr vorhanden – der „Lebensfunke" ist zerstört.

Aminosäuren – Bausteine des Lebens

Aminosäuren stellen einen wichtigen Bestandteil unserer Nahrung dar. Unsere Verdauungskraft nimmt im Alter ab und viele
ältere Menschen können Eiweiße nicht mehr gut verdauen und
leiden unter Mangelernährung, und das trotz ausreichender Nahrung. Besonders gravierend ist dieser Mangel in Krankenhäusern.
Dabei benötigt man gerade im Alter ca. 20 % mehr Proteine als in
jungen Jahren, um die Zell- und Gewebsverluste auszugleichen
und zu reparieren. Viele ältere Menschen sind übergewichtig und
leiden unter Wassereinlagerung, obwohl sie schon zu wenig trinken. Bedingt durch einen Mangel an Proteinen und Bewegung
bilden sich die Muskeln zurück. Es fällt schwer, jahrzehntelange
Gewohnheiten bezüglich Essen und Bewegung umzustellen. Da
Proteine so wichtig für ein gesundes Altern sind, werde ich darauf
nun näher eingehen.

Proteine oder Eiweiße gehören zu den Grundbausteinen aller
Zellen und sind aus Aminosäuren aufgebaut. Sie sind in allen
Organen zu finden und bilden einen Hauptbestandteil der Mus-
kulatur. Enzyme, Hormone und Immunzellen werden aus Aminosäuren gebildet, aber auch Haare, Hautzellen, Knochenzellen,
die Zellen der Organe und Muskeln. Jeden Tag sterben im Körper
Zellen ab und neue werden aus Aminosäuren gebildet. Anders
als Kohlenhydrate, die zur Verbrennung und Energieerzeugung
benutzt werden, verbleiben Proteine im Körper und werden zu
Bausteinen neuer Körperzellen. Diesen Vorgang nennt man Proteinsynthese. Es gibt 22 Aminosäuren, acht davon sind essenziell.
Eine essenzielle Aminosäure (lebensnotwendige Aminosäure)
ist eine Aminosäure, die ein Organismus unbedingt benötigt,

aber nicht aus elementaren Bestandteilen selbst aufbauen kann. Die acht essenziellen Aminosäuren sind: L-Leucin, L-Valin, L-Isoleucin, L-Lysin, L-Phenylalanin, L-Threonin, L-Methionin, L-Tryptophan. Wenn diese Aminosäuren nicht Bestandteil der Nahrung sind, kann der Organismus auf Dauer nicht überleben. Zur Deckung des Proteinbedarfs werden vor allem die protein-reichen Nahrungsmittel Fleisch, Fisch, Milchprodukte, Hülsen-früchte, Sojaprodukte oder Samen, wie z. B. Sonnenblumenkerne, verwendet.

Aminosäuren spielen eine wichtige Rolle in unserer Ernäh-rung. Viele dieser proteinreichen Nahrungsmittel haben aller-dings ein hohes Allergie-Potenzial, sind oft stark verarbeitet und pasteurisiert oder werden schlecht vertragen. Tierische Produkte können mit Rückständen aus der Mast- und Massentierhaltung und mit Hormonen belastet sein. Fisch hat unter Umständen Quecksilber eingelagert und Hülsenfrüchte sind für manche Men-schen schwer verdaulich. Eine übermäßige Proteinzufuhr kann den Körper übersäuern und zu einem Mineralienverlust führen. Weil Proteine Stickstoff enthalten, entstehen bei der Zerlegung potenziell giftige Stickstoffabfälle, die schnell von der Leber ver-stoffwechselt und von den Nieren ausgeschieden werden müssen. Diese Abbauprodukte proteinreicher Lebensmittel belasten die Organe Leber und Niere und bilden im Körper Säuren.

Exkurs
Arachidonsäure

Wir essen zu viel Fleisch, welches oft mit Medikamen-tenrückständen belastet ist, den Körper übersäuert und Verdauungsprobleme verursacht. Aber nicht nur das – ein viel schlimmerer Feind versteckt sich hinter einem großen Fleischkonsum: die entzündungsfördernde Arachidonsäure. Sie gehört zu den Omega-6-Fettsäuren und ist in tierischem Eiweiß, vor allem im Fleisch und dort besonders in Schweinefleisch enthalten. Je mehr Arachidonsäure wir über die Nahrung zu uns nehmen, desto mehr Entzündungsbotenstoffe entstehen, die Ursache von chronischen Entzündungen, Gelenkabnutzungen, Rheuma und Heuschnupfen sein können. Eine Vermeidung von Arachidonsäure könnte eine positive Wirkung bei den verschiedensten Autoimmunerkrankungen zeigen, wie MS (Multiple Sklerose) und Schuppenflechte. Eines ist jedenfalls sicher: Bei entzündlichen Prozessen und Krankheiten sollte gänzlich auf Fleisch verzichtet werden. Schweineschmalz und Schweineleber enthalten besonders viel Arachidonsäure. In Rindfleisch ist vergleichsweise wenig Arachidonsäure. Wenn Sie Hühnchen oder Pute essen möchten, dann achten Sie unbedingt auf Bioqualität. Fisch, ein- bis zweimal die Woche, ist eine gesunde Alternative. Ein Gegengewicht zur Arachidonsäure bilden mehrfach ungesättigte Fettsäuren wie Omega-3-Fettsäuren. Leinöl, Schwarzkümmelöl, Krillöl und sekundäre Pflanzenwirkstoffe enthalten natürliches Vitamin E.

Mit all dem Wissen ist die Versuchung oft groß, sich hauptsächlich von Kohlenhydraten zu ernähren, die aber wiederum nicht genügend Aminosäuren für die Proteinsynthese des Körpers besitzen. Eine Vielzahl von Symptomen kann die Folge sein. So wundert man sich, dass man trotz „gesunder Ernährung mit viel Obst und Gemüse" müde ist und keine Energie zur Verfügung hat. Durch einen Aminosäurenmangel kann es zum Verlust von Muskelmasse, schlaffem Gewebe, Kurzatmigkeit, Anämie, brüchigen Haaren und einer zu geringen Knochendichte kommen. Die Entgiftung im Körper funktioniert nur schleppend und der Körper hält zu viel Wasser im Bindegewebe zurück, man fühlt sich aufgeschwemmt. Fehlt dem Körper nur eine Aminosäure für die Zusammensetzung von Proteinen, ist die Funktion der gesamten Eiweiße nicht mehr gewährleistet.

MAP – die ideale Aminosäurenergänzung

Mit dem Wissen um die ideale Ernährung stecken wir in dem Dilemma, dass wir zwar genügend Eiweiß essen sollen, aber zu viel Proteine in Fleisch und Fisch nicht gesund sind und Bohnen, Linsen und vegetarisches Eiweiß oft schlecht vertragen werden. Zu viele Kohlenhydrate machen dick. Ernähren wir uns vegan oder vegetarisch, fehlen wichtige Eiweißbausteine für die Zellbildung. Im Alter wird Fleisch immer weniger gut vertragen und viele ältere Menschen verspüren sogar keine Lust mehr auf Fleisch. Dabei wäre es gerade für sie so wichtig, genügend Aminosäuren zur Verfügung zu haben. Was tun?

Die Aminosäurenkombination MAP® liefert ein für das menschliche Ernährungsmuster optimales Verhältnis der acht essenziellen Aminosäuren. Es ist ein Lebensmittel und besteht zu 100 % aus kristallinen Aminosäuren. MAP wird in einem aufwändigen Verfahren aus Hülsenfrüchten hergestellt. Es enthält kein Fett, kein Salz, keinen Zucker, keine Zusatzstoffe und übersäuert den Körper nicht wie andere Proteine.

MAP ist zur Bildung neuer gesunder Zellen geeignet und wird innerhalb von 23 Minuten im Dünndarm komplett aufgenommen und in körpereigenes Eiweiß umgewandelt, da der Magen umgangen wird. 10 MAP-Presslinge haben nur 0,4 Kalorien und führen Ihrem Körper dabei die gleiche Menge tatsächlich verwertbarer Aminosäuren zu wie 350 g Fleisch, Fisch oder Geflügel.

Der wichtigste Parameter für eine Bewertung eines Nahrungsproteins ist der NNU-Wert. **NNU** steht für „Net Nitrogen Utilization" und gibt den Prozentsatz der Aminosäuren an, die den Nährwert eines Proteins ausmachen. NNU steht für den Prozentsatz der Aminosäurebestandteile, die dem anabolen (aufbauenden) Stoffwechselweg folgen. Je höher der NNU-Wert eines Nahrungsproteins ist, desto höher ist der tatsächliche Proteinnährwert. Je niedriger der NNU-Wert, desto mehr Stickstoffabbauprodukte fallen an. Mit dem NNU-Wert haben wir also den tatsächlichen Proteinnährwert. Und nur dieser NNU-Anteil des Proteins steht für den Aufbau von Körperzellen zur Verfügung. Der restliche Anteil sind giftige Stickstoffabbauprodukte wie Ammoniak und Harnstoff, die über die Leber abgebaut werden müssen und daher für den Körper belastend und schädlich sind. MAP hat einen NNU-Wert von beispiellosen 99 %, setzt also nur 1 % Stickstoffabbauprodukte frei. Wenn ein Protein einen sehr hohen Nährwert hat, kann dieses Protein den Körper gut nähren und zur Neubildung von Zellen verwendet werden.

Wie die rechts stehende Abbildung zeigt, hat das Hühnerei den höchsten NNU-Wert von 48 %, d. h., dass 48 % für den Zellaufbau zur Verfügung stehen, der Rest von 52 % sind Stickstoffabfallprodukte. Bei Fleisch liegt der NNU-Wert bei 32 %, bei Fisch um die 34 %. Bei Molke- und Sojaeiweiß sieht die Bilanz dagegen sehr schlecht aus. Der höchste NNU-Wert bei pflanzlichen Proteinen liegt bei 18 %. Soja hat einen NNU-Wert von nur 17 %, der Rest von über 80 % sind Stickstoffabbauprodukte und die müssen zuerst von der Leber verarbeitet und dann über die Nieren ausgeschieden werden, was für den Körper eine große Belastung darstellt.

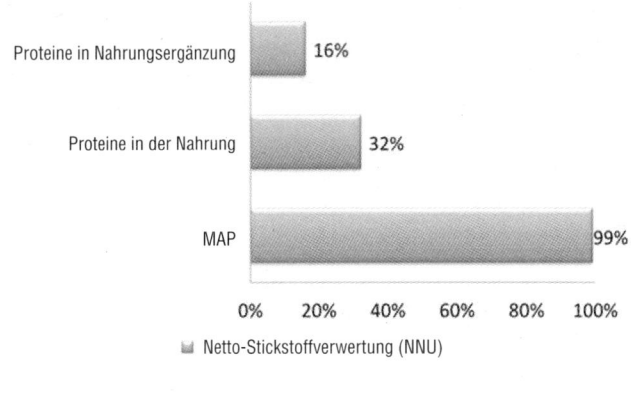

Abb. 22: Vergleich der NNU-Werte

Aber das ist nicht der einzige Nachteil, wenn man bedenkt, wie viele Menschen mit Molke- und Sojadrinks der Meinung sind, hochwertiges Eiweiß zu sich zu nehmen – im festen Glauben, damit der Gesundheit etwas Gutes zu tun. Natürlich stellt ein Eiweißdrink auch Energie zur Verfügung, aber zu welchem Preis? Sie enthalten Molke, Soja, Milchproteine, Milcheiweiß, Pulver aus Hühnereiklar, Verdickungsmittel und oft auch das gefährliche Süßmittel Aspartam! Vollmundig wird in Proteindrinks das hochwertige Aminosäurenspektrum und die hohe biologische Wertigkeit beworben. Eine biologische Wertigkeit oder Bioverfügbarkeit sagt aber nichts über den wirklichen Wert einer Aminosäure für den Aufbau von Zellen aus.

Wenn Sie schnell Energie und Kalorien brauchen, stellen Kohlenhydrate und Fette diese zur Verfügung, ohne Stoffwechselabfälle in der Verbrennung zu produzieren.

Nun soll man nicht auf natürliches Eiweiß verzichten, aber die Zahl der Menschen, die nach einer Alternative zu tierischem Eiweiß suchen, nimmt zu. Da kann eine Ergänzung mit essenziellen Aminosäuren wie MAP sehr hilfreich und auch verjüngend sein.

Wir haben schon vom Dinner-Cancelling gesprochen. Besonders leicht fällt es, wenn man abends Gemüse isst und vor dem Schlafengehen eine Kombination der wichtigsten Aminosäuren zu sich nimmt. Das gewährleistet eine ausreichende Versorgung während der Nacht und kurbelt zusätzlich die Bildung von Melatonin und HGH, dem Wachstumshormon, an.

Interview mit dem Nahrungsmittelexperten David Sandoval

David Sandoval ist ein Pionier der „lebendigen Nahrung" und das schon seit Jahrzehnten. Auf seinen Biofarmen stellt er Nährstoffmischungen in höchster Qualität her. David Sandoval ist als internationaler Redner bekannt und coacht in den USA Persönlichkeiten aus der Unterhaltungs- und Modebranche, die auf natürliche Weise ihre Schönheit und Energie erhalten wollen.

Sie sind ein anerkannter Experte auf dem Gebiet gesunder Ernährung und lebendiger Nahrung und stellen auf Ihren Biofarmen hochwertige, sehr wirksame Pflanzenmischungen her. Gibt es aus Ihrer Sicht spezielle Stoffe aus der Natur, die sich besonders als Anti-Aging-Substanzen hervorgetan haben?

Ja, als Erstes sind alle Substanzen zu nennen, die in der Natur so vorkommen, wie sie verwendet werden. In erster Linie sind das alle dunklen Beeren: Blaubeeren, Heidelbeeren, Brombeeren, schwarze Johannisbeeren, Kranbeeren, Granatapfel. Als Zweites gibt es Substanzen, die speziell gezüchtet und kultiviert werden und auf eine bestimmte Art und Weise eingenommen werden sollen, wie z.B. chinesische Heilkräuter. Drittens zählen dazu

Lebensmittel, deren Inhaltsstoffe über ein technisches Verfahren extrahiert werden müssen, um ihre Wirkungsweise zu entfalten und zu erhöhen.

Einer der Gründe für das Älterwerden ist der Überkonsum an Nahrung. Oder anders ausgedrückt: zu viele Kalorien und zu wenige Nährstoffe. Diesen Trend gilt es umzukehren. Das Ziel sollte sein, Nahrungsmittel zu sich zu nehmen, die eine hohe Nährstoffdichte haben, aber wenig Kalorien. Deshalb hat jede nährstoffreiche und kalorienarme Nahrung einen Anti-Aging-Effekt. Noch wichtiger sind Lebensmittel, die Entzündungen hemmen können. Entzündungen sind ein Hauptgrund für eine Vielzahl von Krankheiten. Entzündungshemmende Früchte wie Kirschen und Himbeeren sind extrem wichtig. Die ideale Ernährungsweise, um das Leben zu verlängern, ist sehr einfach: Essen Sie weniger und essen Sie besser. Dazu Bewegung, aber nicht zu viel, und guter Schlaf. Schwitzen ist sehr gut für die Hautreinigung und die Schweißdrüsen. Sauna unterstützt und reinigt das Lymphsystem.

Anti-Aging heißt auch, die Leistungsfähigkeit des Gehirns, der Knochen, der Muskeln, des Bindegewebes, der Organe und Körperfunktionen zu erhalten. Das geht in erster Linie durch Entgiftung. Eine große Unterstützung sind grüne Pflanzenmischungen wie Chlorella und Spirulina.

Stellen Sie sich vor, Sie sind der Boss und haben mehrere Angestellte. Sie arbeiten acht Stunden am Tag. Und weil das Geschäft so gut läuft, bitten Sie Ihre Angestellten, statt acht Stunden neun Stunden am Tag zu arbeiten. Die stimmen zu und es funktioniert eine Zeitlang ganz gut. Die Arbeit wird immer mehr und anstatt neues Personal einzustellen, bitten Sie Ihre Angestellten, noch mehr zu arbeiten. Das Ergebnis wird dann sein, dass die Produktivität irgendwann nachlässt. Es bleiben Sachen liegen, die dann irgendwo abgelegt werden. Unsere Körper funktionieren genauso. Der Körper macht die Mehrarbeit eine Zeitlang bereitwillig mit und das auch sehr erfolgreich. Wenn man jedoch seinen Körper überlastest, geht irgendwann nichts mehr. Kann der Körper den erhöhten Aufwand an Entgiftungsarbeit nicht mehr bewältigen, müssen die Gifte irgendwo im Gewebe deponiert werden. Mit der Zeit lagern sich immer mehr Gifte im Körper ein, bis der Körper diesen Zustand nicht mehr länger kompensieren kann und es ihm nachhaltig schadet.

Das Unvermögen des Blutes, das Immunsystem bei Krankheiten korrekt zu unterstützen, wird zu einem immer größeren Problem. Hauptgründe für zunehmende Altersbeschwerden sind eine oft unerkannte Anämie, eine Blutarmut und chronische Entzündungen (silent inflammation), die jahrelange schleichend im Verborgenen wirken.

Gibt es in der Natur Substanzen, die auf die Hormonbildung positiv einwirken? Wenn ja, welche sind das und auf welche Hormone wirken sie?

Spezielle Lebensmittel sind sehr gut geeignet, die körpereigene Hormonbildung zu unterstützen. Dazu zählen Omega-3-Fettsäuren. Nur aus Omega 3 können alle anderen Fettsäuren gebildet werden. Aus Omega 3 kann sich Omega 6, Omega 12, Omega 18 entwickeln, aber nicht umgekehrt. Omega-3-Fettsäuren kombiniert mit grüner Pflanzennahrung sind aus meiner Sicht wichtige Faktoren, um Hormone zu stabilisieren.

Frauen zwischen 20 und 40 Jahren verlieren 50% ihres Testosterons. Auch das Melatonin nimmt rapide ab. Testosteron sorgt für gute Laune und Spaß und kann Bauchfett zum Verschwinden bringen. Lange vor einem typischen Hormonrückgang während der Menopause gibt es davor schon einen erheblichen Rückgang an anderen Hormonen. Viele Frauen gehen mit ihren Beschwerden zum Arzt, der ihnen dann Antidepressiva verschreibt, und die Frauen wundern sich, dass es ihnen mit der Zeit immer schlechter geht. Sie fragen sich, warum sie um den Bauch immer dicker werden und warum sie so schlecht schlafen. Meiden Sie alles aus Plastik, vor allem Plastikverpackungen, und meiden Sie die Mikrowelle! Und meiden Sie Milch und fettiges Essen. Aus meiner Sicht sollte man auch Soja drastisch reduzieren. Zu viel tierisches Eiweiß enthält Hormone. Wenn dadurch Östrogene zu stark steigen, wirkt sich das auch negativ auf das Testosteron aus.

Worauf sollte man bei der Auswahl von qualitativ hochwertigen Nahrungsergänzungen achten?

Man soll nie ein Nahrungergänzungsmittel einnehmen, das Konservierungsstoffe, Bindemittel, künstliche Farben und Geschmack, Stabilisatoren und Magnesiumstearate enthält. Alles, was Du nicht auf Deinem Teller oder in Deinem Tee haben möchtest, sollte auch nicht in Deiner Nahrungsergänzung drin sein. Man sollte noch auf etwas anderes achten: Auch in den USA gibt es, wie in Europa, Produkte (die U.S.Pharmacopeial), die einem weismachen möchten, dass es sich z. B. bei isolierten chemischen Stoffen wie Ascorbinsäure um Vitamin C handelt oder dass es sich bei Tocopherol um Vitamin E handelt. Das sind aber chemisch hergestellte Nährstoffe. Bei Nahrungsergänzungsmittel gibt es zwei Reaktionen im Körper: Entweder sie wirken gar nicht oder der Körper kann sie nicht wieder ausscheiden. Die Alternative, um die richtige Menge an Nährstoffen zu sich zu nehmen, sind meiner Ansicht nicht Nahrungsergänzungsmittel, sondern die richtige Ernährung. Ich persönlich halte nichts von Nahrungsergänzungmittel, in denen einzelne Nährstoffe isoliert enthalten sind. Was ich verwende, ist stattdessen die gesamte Pflanze mit all ihren Wirkstoffen.

(**Erläuterung:** David Sandoval unterscheidet zwischen Nahrungsmitteln, Lebensmitteln, lebendiger Nahrung, die all die sekundären Pflanzenstoffe enthalten, und Nahrungsergänzungen, die nur noch einzelne Bestandteile von Pflanzen beinhalten und zwar oft in künstlicher Form.)

Wirken Nahrungsergänzungen, wenn unser System so vergiftet und übersäuert ist? Was kann ich tun, um die Wirkungsweise von Nahrungsergänzungen zu steigern?

Ich empfehle Ballaststoffe (Faserstoffe), die aus weitgehend unverdaulichen pflanzlichen Nahrungsbestandteilen stammen. Gesunde Faserstoffprodukte haben die Fähigkeit, den Darm zu reinigen. Man nimmt an, dass 70 % der Verdauung durch langes Kauen stattfindet. Ich weiß, dass das, was ich jetzt sage, nicht sehr beliebt ist, aber man müsste eigentlich jeden Bissen 30 bis 35 Mal kauen, bevor man ihn herunterschluckt. Dabei entstehen Enzyme, die für die Verdauung so wichtig sind, weil erst durch Enzyme die Nahrung korrekt aufgeschlossen und verwertet werden kann. Enzyme sind einer der wichtigsten Gründe, warum lebendige ungekochte Gemüse, Früchte, Sprossen, Gräser, Samen und Nüsse so heilend und regenerierend sind. Und ein weiterer wichtiger Punkt, den man beachten sollte: Vor und während des Essens nicht zu viel zu trinken! Wenn man vor dem Essen ein großes Glas Wasser trinkt, werden die Verdauungssäfte zu stark verdünnt und die Verdauungskraft nimmt ab. Während des Essens kann man ein wenig trinken.

Was empfehlen Sie gegen freie Radikale?

Es gibt eine Sache, die man verstehen muss: Wenn man ein Antioxidans zu sich nimmt, kann es schnell selbst zum freien Radikal werden. Deshalb sollte man aufpassen, welche Radikalfänger man benutzt. Die Montmorency-Kirsche hat die wissenschaftlich höchste messbare Qualität, freie Radikale zu absorbieren, und enthält dazu noch Serotonin. Der ORAC-Wert ist ein Messwert, der die antioxidative Kraft von Obst und Gemüse bezeichnet. Die Abkürzung ORAC steht für „Oxygen Radical Absorbency Capacity". Je höher der ORAC-Wert, desto stärker ist die antioxidative Wirksamkeit. Wenn man 5000 dieser Einheiten täglich zu sich nimmt, dann kann man den Alterungsprozess um ca. 80 % reduzieren.

Dr. Bruce Ames, ein renommierter Wissenschaftler im Bereich Anti-Aging, hat herausgefunden, wie die Alterung des Gehirns gestoppt werden kann.

Das Immunsystem, das Erinnerungsvermögen und die Reflexe werden von Neuronen beeinflusst, die vom Gehirn ausgesendet werden. Dr. Ames entdeckte, dass die Mitochondrien während der Energieproduktion Abfallstoffe produzieren und sie an den Rand der Zelle transportieren, wo sie normalerweise abtransportiert werden. Bei älteren Menschen funktionieren die Neurorezeptoren nicht mehr so gut, die Informationsübertragung wird immer langsamer und die „innere Müllabfuhr" ist irgendwann blockiert. Dadurch verlangsamt sich das Erinnerungs-, das Reaktionsvermögen und auch die Reflexe. Dr. Bruce Ames hat Wege erforscht, wie Botschaften des Gehirns wieder besser ankommen. Er entdeckte, dass die Kombination von Alpha-Liponsäure und die Aminosäure L-Carnitin die Fähigkeit hat, leicht in die Zelle zu gelangen, um dort die anfallenden Stoffwechselabfälle zu entsorgen. Ich habe sie noch um Ginkgo und SOD (Superoxid-Dismutase), das Meisterenzym, ergänzt. Es ist wirklich eine perfekte Kombination und kann tatsächlich das Leben verlängern.

Eine weitere wichtige Einschränkung, die mit dem Altern einhergeht, ist Muskelschwund. Das ist gefährlich, weil unsere Kapillaren vom inneren Muskeltonus abhängig sind. Die Muskeln sind wichtig, um das Blut ausreichend im Körper zu transportieren. Der Bluttransport findet bis in die kleinsten Blutgefäße, die Kapillaren statt. Deshalb sieht man z. B. an den Ohren von alten Menschen, in welchem Zustand sie sich befinden. Wissenschaftliche Studien belegen, dass essenzielle Aminösäuren gegen Muskelschwund helfen und das Herz-Kreislauf-System stärken. Auch für die Hormonbildung sind essenzielle Aminosäuren Voraussetzung.

Was ist Ihr persönliches Geheimnis, jung auszusehen?

Beweglichkeit ist mein großes Geheimnis und ein hoher Testosteronspiegel.

Mein bevorzugter Anti-Aging-Extrakt stammt aus der traditionellen chinesischen Medizin und heißt Velvet Antler. Er wird aus dem jährlich abgeworfenen Geweih einer speziellen Elch-Art gewonnen. Die aus meiner Sicht beste Anti-Aging-Frucht ist die frische Montmorency-Sauerkirsche. Sie enthält Melatonin für einen guten Schlaf und hat antientzündliche Wirkstoffe, die das Gehirn und das Herz schützen. Meine Lieblingsnahrung aus dem Meer ist die Chlorella-Alge. Sie enthält den Chlorella-Wachstumsfaktor für ein gesundes Zellwachstum und eine gesunde Zellteilung. Das beste Gemüse gegen Anti-Aging ist meiner Meinung nach Weizengras. Meine beliebteste Anti-Aging-Pflanze aber ist HoShuWu. Sie hat ihren Namen der Legende nach von einem glatzköpfigen Mann namens Ho, der eine Frau heiraten wollte, die nur halb so alt war wie er. Er war bereits 60 Jahre alt und sie 20. Die Eltern der Braut sagten zu ihm: „Wir werden Dich nicht unsere Tochter heiraten lassen, bevor deine Haare nicht wieder wachsen." Ein chinesischer Apotheker gab ihm daraufhin eine Pflanze. Die Haare kamen zurück und er heiratete seine junge Frau und führte mit ihr ein glückliches, langes Leben. HoShuWu heißt sinnbildlich übersetzt: „Die Haare von Hu wachsen wieder."

Ich nehme es jeden Tag. Es hilft nicht nur, die Haare wieder wachsen zu lassen, sondern es bildet auch Testosteron und macht insgesamt jünger. Mein beliebtester Anti-Aging-Extrakt ist Astaxanthin. Es ist für mich die größte moderne Erfindung im Bereich Anti-Aging. Dabei handelt es sich um eine Rotalge, die ganz besonders starke antioxidative und verjüngende Eigenschaften hat. Wissenschaftliche Untersuchungen belegen, dass sie Entzündungen hemmt, die, wie ich schon erzählt habe, zu einem immer größeren Problem werden. Gerade für Sportler ist Astaxanthin interessant, da es die Regenerationszeit verkürzt und das Muskelgewebe vor Verletzungen schützt. Ein weiterer interessanter Aspekt ist, dass Astaxanthin als natürlicher Sonnenschutz wirkt und Sonnenbrand verhindert. Astaxanthin wird jetzt auch in Europa immer bekannter, und ich bin sicher, dass wir von noch viel davon hören werden.

Entsäuerung und Entgiftung

Fühlen Sie sich oft müde, energielos oder gar krank? Die moderne Ernährungs- und Lebensweise kann leicht zu einem unausgeglichenen Säure-Basen-Haushalt führen und viele ahnen gar nicht, dass eine Übersäuerung für ihre Beschwerden verantwortlich ist oder zumindest maßgeblich an deren Entstehung beteiligt war. Hauptverantwortlich für eine Übersäuerung sind Zucker, Süßigkeiten, Kaffee, Alkohol, Zigaretten, tierische Eiweiße aus Wurst, Käse und übermäßiger Fleischkonsum. Aber auch Bewegungsmangel und Stress tragen dazu bei. Säuren sind Stoffwechselprodukte, die im Zellinneren beim Abbau von Kohlenhydraten bei der Fettverbrennung und im Eiweißstoffwechsel entstehen.

Der pH-Wert zeigt an, ob unsere Körperflüssigkeiten sauer oder basisch sind. Ein Wert unter 7 zeigt eine Säure an, ein Wert

von über 7 eine Base. Um einen gesunden pH-Wert aufrechtzu-
halten, gibt es verschiedene Mechanismen, die helfen, den Säure-
Basen-Haushalt im Gleichgewicht zu halten. Dazu gehören die
Atmung, die Verdauung, der Blutkreislauf, die Hormone und ein
ausgeglichener Mineralienhaushalt. Der Organismus versucht –
oft über viele Jahre und Jahrzehnte hinweg – eine bestehende
Übersäuerung zu kompensieren. Das gelingt auch eine Zeitlang
erstaunlich gut. Schleichend stellen sich die ersten Symptome
ein. Man fühlt sich anfangs „nur" ein wenig schlapp, müde und
antriebslos. Im Laufe der Zeit kommen dann die verschiedensten Befindlichkeitsstörungen dazu. Der Körper verschlackt immer
mehr, bis er sich regelrecht vergiftet und sich erste Krankheits-
zeichen zeigen. Wie lange er diesen Zustand kompensieren kann,
hängt von der individuellen Konstitution, dem Lebensstil und den
persönlichen Reserven ab. Medikamente verstärken eine Übersäuerung noch erheblich und für den Körper ist keine Hilfe in
Sicht. Bevor es zu ernsthaften Schädigungen kommt, schützt sich
der Körper, indem er den Säureüberschuss einfach im Bindegewebe ablagert. Unschöne Fettansammlungen, Faltenbildung und
Cellulite sind da noch eine harmlose Folge. Der Körper lagert
aber auch Schlacken in den Gelenken ab und es entstehen Krankheiten wie Arthritis und Arthrose. Weitere mögliche Folgen der
Übersäuerung, die oft nicht erkannt werden, sind Nieren- und
Gallensteine. Es kommt zu Arteriosklerose, einer Verengung der
Blutgefäße, zu Bluthochdruck und im weiteren Verlauf schließlich
zu Herzinfarkt und Schlaganfall.

Eine Übersäuerung hat einen großen Einfluss auf unser Hormongleichgewicht. Das erscheint auch logisch, da unsere Hormone aus dem Cholesterin der Leber gebildet werden. Wenn nun
unsere Leber und andere Organsysteme nicht mehr einwandfrei
arbeiten können, hat dies auch Auswirkungen auf die Bildung von

Hormonen. Vor der Einnahme von Vitalstoffen und Nahrungsergänzungen sollte der Körper entgiftet werden, weil erst dadurch
eine bessere Aufnahme der Substanzen gewährleistet ist. Was nützen die teuersten und qualitativ besten Ergänzungen, wenn der
Körper sie nicht verwerten kann? Ein übersäuerter Körper kann
nichts aufnehmen. Daher empfehle ich vor Beginn einer Therapie
unbedingt, die Körpersysteme zu entgiften, den Darm zu säubern
und wieder aufnahmebereit zu machen.

Basenkur

Unsere Ernährung hat einen großen Einfluss auf das Säure-
Basen-Gleichgewicht. Essen Sie viel Obst, Gemüse und Salat,
trinken Sie viel gutes stilles Wasser und meiden Sie den übermä-
ßigen Genuss säurebildender Lebensmittel.

Basenbäder sind eine sehr effektive Methode, um Säuren und
Gifte direkt über die Haut auszuscheiden. Säureschlacken können
sich über Jahre im Bindegewebe und im Darm ansammeln und
fördern den Alterungsprozess rapide. Diese Säuren müssen zuerst
gelöst und dann abtransportiert werden, da sie sich sonst wieder
im Körper festsetzen. **Basenpulver** und eine gute Mineralienmi-
schung helfen, diesen Prozess zu unterstützen und die Säuren zu
neutralisieren. Dass man generell viel trinken sollte, ist selbstverständlich. Am besten gutes Wasser und mehrere Tassen Basentee
über den Tag verteilt trinken.

Die Basenkur kann sehr individuell gestaltet werden. Wahrscheinlich werden Sie aber mindestens drei Monate dazu benötigen. Das leuchtet ein, da die Verschlackung sich über mehrere
Jahre im Körper angesammelt hat. Ich empfehle Ihnen regelmäßig, am besten zwei- bis dreimal pro Woche, ein Basenbad (z. B.
pH-Cosmetics® oder Meine Base®) zu machen. Die Talgdrüsen
werden bei der Ausscheidung angeregt und die Haut wird wieder

weich und geschmeidig. Anwendung: 4–5 Esslöffel basisches Badesalz ins warme Badewasser geben. Die Dauer des Basenbades sollte mindestens 30 Minuten betragen, ideal ist eine Stunde. Bei Bedarf warmes Wasser nachfüllen. Mit einem Luffa-Handschuh können Sie zwischendurch ab und zu die Haut massieren. Die Durchblutung wird gefördert, die Haut verjüngt sich, fühlt sich weicher, straffer und glatter an.

Eine weitere sehr effektive Unterstützung bei der Entgiftung bietet die **Chlorella-Alge**. Der Slogan „Giftstoffe raus und Vitalstoffe rein" trifft wirklich auf sie zu. Die Chlorella-Algen gehören zu den ältesten Formen von Leben auf unserem Planeten und sind ein wahrer Überlebenskünstler. In den vielen Jahren der Forschung fand man noch nie eine mutierte Chlorella-Zelle, obwohl sie zu den sich am schnellsten teilenden Zellen gehören. Das ist ein kleines Wunder! Der Nobelpreisträger Otto Warburg (1931) verwendete für seine Arbeiten zur Erforschung des Zellstoffwechsels als Muster die Chlorella-Zellen, was seine Arbeiten über die Zellforschung voranbrachte.

Was die Chlorella-Alge bei uns bekannt machte, ist ihre Fähigkeit, neben Selen auch Schwermetalle, chlorierte Kohlenwasserstoffe, Pestizide und Giftstoffe auszuleiten. Nicht zu unterschätzen ist ihr Gehalt an Chlorophyll, dem grünen Pflanzenfarbstoff. Chlorophyll hat entgiftende, entzündungshemmende und wundheilende Eigenschaften und unterstützt die Leber.

Der in Chlorella enthaltene sekundäre Pflanzenstoff unterstützt das Immunsystem und schützt die Darmwände und die „guten" Darmbakterien.

Was uns hier besonders interessiert, ist die herausragende Eigenschaft als Anti-Aging-Substanz. Chlorella enthält einen sogenannten Wachstumsfaktor, eine Nährstoffkombination aus

Ribonukleinsäuren (RNA), die in der Lage ist, geschädigte DNA zu reparieren, um so eine gesunde Zellteilung zu garantieren. Dieser Wachstumsfaktor enthält auch Glykoproteine, die Bausteine für Immunglobuline wie IgG, IgM oder IgA sind.

Japanische Wissenschaftler empfehlen Chlorella gegen vorzeitiges Altern. Auch bei nächtlichen Muskelkrämpfen und Menstruationsbeschwerden hat sich das in der Chlorella-Alge befindliche Magnesium bewährt. Die Alge ist Nährstofflieferant für wichtige B-Vitamine und Karotinoide sowie für Magnesium, Calcium, Kalium, Selen, Eisen, Zink, Mangan, Kupfer und Chrom.

Ich empfehle, drei- bis viermal im Jahr einen Monat lang Chlorella kurmäßig je einen Monat anzuwenden. Damit erreicht man eine gute Reinigung des Körpers und eine Ausleitung der Giftstoffe.

Zwei Tipps zur inneren Reinigung

Ich möchte Ihnen noch zwei weitere sehr wirkungsvolle Maßnahmen vorstellen, die Sie selbst zu Hause durchführen können. Ich wende sie regelmäßig an und fühle mich danach immer voller Energie. Die Tipps habe ich von einem befreundeten Arzt, Dr. Fritz Roithinger aus Kitzbühel. Er war einer der offensten und mutigsten Ärzte und ein glänzender Diagnostiker. Viele seiner Ansätze entsprachen nicht der klassischen Schulmedizin, und bei ihm stand immer der einzelne Mensch im Mittelpunkt. Ich habe mich oft mit ihm über alternative Heilmethoden unterhalten, auch über die natürliche Hormontherapie, die er erfolgreich in seiner Praxis anwandte. Leider ist er vor einigen Monaten gestorben. Er hinterlässt eine große Lücke.

[Tipp 1]
Leberreinigung und Gallekur

Bei der **Leberreinigung** handelt es sich um eine leicht anzuwendende unkomplizierte, und sehr wirkungsvolle Kur für Leber und Galle. Sie dauert nur eineinhalb Tage und kann ohne Probleme zu Hause durchgeführt werden. Sie ist eine der billigsten und effektivsten Maßnahmen zur Entgiftung, und viele Symptome des Unwohlseins bessern sich oft schon nach der ersten Leberreinigung. Mittlerweile kenne ich viele Menschen, die sie ein- bis zweimal im Jahr zur Prophylaxe und zur Entlastung der Leber anwenden. Wenn Sie unsicher sind, ob Sie sie allein schaffen, führen Sie sie in Begleitung durch und fragen Sie bei gesundheitlichen Problemen unbedingt Ihren Arzt.

Die meisten Krankheiten oder Symptome hängen mit einer Art Verstopfung zusammen. Die Werte der Leberenzyme können noch völlig normal sein, auch wenn die Lebergänge schon verstopft sind. Eine Verstopfung des Darms verhindert, dass der Körper die im Stuhl enthaltenen Schlacken loswerden kann. Nierensteine verstopfen den Fluss des Urins und führen zu Entzündungen.

Die Leber ist von vielen kleinen Gallengängen durchzogen, in denen sie Abfallstoffe sammelt und über immer größere Gallengänge, Zwölffingerdarm und Bauchspeicheldrüse schließlich diese Stoffe in den Darm abgibt. Die meisten Menschen ernähren sich schlecht und trinken so gut wie kein Wasser, sodass sich Gallegries und Mini-Gallensteine bilden. Der feine Gallegries verstopft die kleinen Gänge in der Leber und behindert so den Abfluss. Erhebliche gesundheitliche Störungen sind die Folge. Die Leberreinigung ist eine einfache und sichere

Möglichkeit, die Gallengänge wieder freizubekommen. Die Leber arbeitet, oft schon nach der ersten Reinigung, sehr viel effizienter und es können rasche Besserungen vieler Symptome eintreten, manchmal innerhalb weniger Stunden. Schmerzen lassen nach, die Energie nimmt zu, die Verdauung verbessert sich und man ist geistig wieder klarer. Je nach Beschwerden sollte die Leberreinigung das erste Mal im Abstand von zwei bis vier Wochen wiederholt werden. Normalerweise reicht es, sie zweimal jährlich zu machen.

Wenn man weiß, wie wichtig eine gute Lebertätigkeit ist, überrascht es nicht, dass die Wirkungen auf den allgemeinen Gesundheitszustand so enorm sind. Aber auch die Verdauung, der Stoffwechsel, Allergien, Schulter- und Rückenschmerzen stehen in engem Zusammenhang mit der Leber. Es gibt Menschen, die über einen Zeitraum von einem Jahr monatlich eine Leberreinigung durchgeführt haben und deren Gesundheit sich dadurch enorm verbessert hat. Solange noch Steine ausgeschieden werden, sollte man mit der Reinigung fortfahren. Die meisten berichten über einen enormen Energiezuwachs und ein Verschwinden der ständigen Müdigkeit. Da das Cholesterin für die Bildung der Geschlechtshormone in der Leber gebildet wird, hat eine gereinigte Leber auch Einfluss auf die Bildung von Hormonen. Menschen berichten auch, dass nach einer Leberreinigung die sexuelle Lust zurückgekehrt sei und sie sich wieder begehrenswert fühlten. Selbst unreine Haut und Akne und die Lust auf ungesunde Sachen wie Junk Food seien verschwunden.

Durchführung:

Eine Woche vor der Leberreinigung empfehle ich, täglich mehrere Gläser Apfelsaft (1 Liter) zu trinken. Die Säure im Apfelsaft weicht die Gallensteine auf und vereinfacht so das Ausscheiden über die Gallengänge.

Folgende Zutaten brauchen Sie für die Leberreinigung:

80–100 g Bittersalz in 800 ml Wasser auflösen (große, kräftige Menschen nehmen 100 g)

125 ml kaltgepresstes Olivenöl aus der 1. Pressung

1–2 rosa Grapefruit je nach Größe (sollte ca. 200 ml Saft ergeben)

Am Tage der Leberreinigung sollten Sie nur etwas Leichtes zum Frühstück und Mittagessen zu sich nehmen. Mittags etwas Gemüse, kein Fleisch, kein Fett und keine Milchprodukte. Nach dem Mittagessen essen Sie nichts mehr. Wenn Sie Durst haben, trinken Sie klares, stilles Wasser.

Um 18 Uhr trinken Sie die ersten 200 ml der Bittersalzlösung. 2 Stunden später die nächsten 200 ml Bittersalzlösung. Im Bittersalz ist Magnesium enthalten, dadurch geschieht auch eine Weitung der Gallengänge und die Gallensteine können sanft ausgeschieden werden. Danach können Sie ein warmes Bad nehmen oder sich eine Wärmeflasche auf den rechten Oberbauch legen, das durchblutet die Leber. Der Darm sollte sich bis 22 Uhr schon entleert haben. Falls nicht, kann zusätzlich ein Einlauf helfen.

Kurz vor 22 Uhr pressen Sie die Grapefruit aus und mischen Sie mit dem Olivenöl. Dabei kann ruhig auch das Fruchtfleisch mitverwendet werden. Danach bereiten Sie alles fürs Zubettgehen vor.

Um 22 Uhr schütteln Sie die Olivenöl-Grapefruitmischung kräftig und trinken diese, neben dem Bett stehend, möglichst in einem Zuge aus. Unmittelbar danach legen Sie sich ins Bett und bleiben für mindestens eine Stunde flach auf dem Rücken ganz ruhig liegen. Versuchen Sie zu schlafen. Die Reinigung der Leber beginnt. Es kann sein, dass Sie nachts öfters raus müssen und erste Steine abgehen.

Morgens nach dem Aufwachen trinken Sie weitere 200 ml Bittersalzlösung. Sie können sich danach wieder hinlegen.

Nach weiteren zwei Stunden trinken Sie die letzten 200 ml der Bittersalzlösung.

Der Appetit setzt wahrscheinlich gegen Mittag zwischen 11 und 12 Uhr wieder ein. Sie können Apfel- oder Karottensaft trinken, das unterstützt die Reinigung der Leber, und später etwas frisches Obst. Am Abend können Sie schon wieder ein leichtes Abendessen zu sich nehmen.

Hier noch einige Anmerkungen zur Leberreinigung:

Nehmen Sie sich am besten für zwei Tage nichts vor, da Sie sich am 2. Tag vielleicht noch etwas müde fühlen werden. Am dritten Tag geht es den meisten Menschen sehr gut und sie fühlen sich energiegeladen. Die Leberreinigung ist mittlerweile sehr bekannt und weltweit haben mehrere hunderttausend Menschen sie mit Erfolg durchgeführt. Selbst bei Problemen mit Leber- und Gallensteinen war sie erfolgreich und konnte ohne Probleme durchgeführt werden. Ausgeschieden werden kleine Grieskörnchen, grüne weiche Steine bis hin zu Steinen, die mehrere Zentimeter Größe haben.

Mehr Informationen finden Sie im Buch von Andreas Moritz: „Die wundersame Leber- & Gallenblasenreinigung", Voxverlag.

[Tipp 2]
Knoblauch-Zitronenkur

Ich empfehle Ihnen, sie ähnlich wie eine Leberkur ein- bis zweimal im Jahr durchzuführen. Dabei braucht man keine Angst vor Geruchsbelästigung zu haben. Erstaunlicherweise riecht man während der Kur überhaupt nicht nach Knoblauch. Die Wirkungen sind erstaunlich.

Knoblauch wirkt außerordentlich antiviral, antibakeriell, antimykotisch und, ganz wichtig, auch antientzündlich! Mit der Knoblauch-Zitronenkur haben Sie eine wunderbar einfache Möglichkeit, vorbeugend viel für Ihre Gesundheit zu tun.

Hier einige der bemerkenswerten Verbesserungen bei folgenden Krankheiten und Störungen: Bluthochdruck, Durchblutungsstörungen, Arterienverkalkung, Arteriosklerose, Elastizitätsverlust der Blutgefäße, Fettstoffwechselstörungen, hoher Cholesterin- und Triglyceridspiegel. Die Kur beugt Herzproblemen und Herzinfarkt vor, hilft bei Konzentrationsstörungen, Erschöpfung, Schlaflosigkeit, Sehstörungen, Hörproblemen und Tinnitus.

Zubereitung für eine 3-Wochen-Kur:

Für eine dreiwöchige Kur benötigen Sie 30 Knoblauchzehen und 5 Zitronen. Wichtig: Achten Sie darauf, dass der Knoblauch wirklich frisch ist und kaufen Sie unbedingt ungespritzte Bio-Zitronen. Zitronen mit warmem Wasser waschen und dann mit der Schale und den Kernen in kleinere Stücke schneiden. Die Knoblauchzehen schälen und mit den Zitronenstückchen im Mixer so fein wie möglich pürieren. Danach geben Sie die Mischung und einen Liter Wasser in einem Topf und lassen das Ganze nur einmal kurz aufkochen. Abkühlen lassen, durch ein Sieb gießen und den Sud in eine Flasche füllen. Die Flasche im Kühlschrank aufbewahren.

Von diesem Sud trinken Sie jeden Tag eine halbe Stunde vor dem Abendessen ein Schnapsglas voll. Nach drei Wochen legen Sie eine Pause von einer Woche ein.

Ich empfehle Ihnen eine sechswöchige Kur, da die Wirkung dann um vieles intensiver ist.

Bewegung – Hormonyoga & Co.

Dass Bewegung auch gut fürs Gehirn ist, stelle ich immer wieder fest, wenn ich zweimal die Woche zu Hause eine halbe Stunde meine Tae–Bo-Übungen mache, eine Art Kickboxen. Es fängt mit einer Dehnungsphase an, geht dann in einen anstrengenden Teil über und hört mit Entspannung auf. Danach fühle ich mich wie neugeboren! Wenn mich irgendetwas beschäftigt und ich nicht gerade eine Lösung parat habe, hilft mir Tae Bo, neue Kanäle zu öffnen und mir Lösungen zu zeigen, an die ich vorher nicht gedacht habe. Ich habe mich oft gefragt, wie dieser Zusammenhang zustande kommt.

Im Artikel „Laufen fürs Merken – 3. Teil der FOCUS-Serie Jung für immer" vom 20.8.2007 auf Focus Online fand ich einen interessanten Artikel, in dem Wissenschaftler das Phänomen erklären und zu ähnlichen Schlüssen kommen:

„Neurologen entdecken die überragende
Bedeutung von Bewegung und Sport für die
Leistungsfähigkeit des Gehirns

Wildor Hollmanns Terminplan ist voll.
Er arbeitet bis zu zwölf Stunden täglich, vergisst
keine Verabredung und betreut Studenten, im
Augenblick ein gutes Dutzend Arbeiten.
Auch körperlich, versichert der Kardiologe und
Internist im fröhlichen rheinischen Tonfall, sei
er bestens trainiert, „topfit wie in meinen 40ern".
Hollmann ist Jahrgang 1925.

Der Mentor der deutschen Sportmedizin war zeit
seines Lebens aktiv, spielte Tischtennis und
Tennis. Seit eine Infektion seinen Herzmuskel
angriff, ist es damit vorbei. Er ersann einen Trick,
um nicht abzuschlaffen, wie er mit hörbarer
Freude schildert: „Ich besitze zwei Arbeitszimmer.
Das eine habe ich mir im Keller einrichten lassen,
das andere im ersten Stock." Dazwischen liegen
zwei Treppen mit je 15 Stufen. Will er etwas
nachschlagen, läuft er die Stiegen hoch,
„zügig, aber ohne Eile". Danach steigt er wieder
hinunter. Bis zu 20-mal geht das so an
einem Arbeitstag: rauf und runter.
Macht 1.200 Stufen am Tag.

Dass einer wie Hollmann, Forscher an der Deut-
schen Sporthochschule in Köln, sich in Bewegung
übt, muss nicht weiter überraschen.
Wohl aber, was er damit bezweckt: Erst in zweiter
Linie trainiert der Arzt seinen Körper, sein
Hauptaugenmerk gilt dem Gehirn. „Es ist das

*am meisten veränderbare Organ des Menschen",
erklärt er. „So kurios das klingt: Körperliche
Aktivität trainiert es besser als geistige. "
In eigenen Versuchen entdeckte Hollmann Ende
der 1980er-Jahre, dass Sport das Lernvermögen
enorm steigert. Er erfand damit das Fach der
„Bewegungs-Neurowissenschaft". Die Spur, die
er legte, haben Hirnforscher und Molekular-
biologen heute zu einer Autobahn ausgebaut:
Bewegung, das belegen viele aktuelle Studien,
führt zur Produktion neuer Nervenzellen.
Sie stärkt das Denken und verhilft dem Gehirn
zu größerem Volumen, wenn es ab dem dritten
Lebensjahrzehnt messbar zu schrumpfen droht. "*

Manche Menschen bauen im Alter kaum ab, manche langsam und
kontinuierlich, manche rasant. Dabei sind Genetik, Lebensstil und
das eigene Verhalten ausschlaggebend. Durch geistige Aktivität
(z. B. lesen, neue Sprache lernen, Bridge, Schach) kann das Risiko
an Alzheimer zu erkranken, um den Faktor 2,6 gesenkt werden.
Eine ähnliche Schutzwirkung entfalten Sportarten wie Tai-Chi,
Wandern, Radfahren oder Schwimmen. Ein Tanzkurs weckt Begeisterung und verjüngt. Umgekehrt erhöhten negative Umstände wie
Einsamkeit oder Stress die Anfälligkeit für das Leiden.

Regelmäßige Bewegung an der frischen Luft sorgt nicht nur
für eine Verbesserung des Allgemeinbefindens. Dabei sind kurze
anstrengende Phasen, die sich mit einem moderaten Ausdauer-
training abwechseln, empfehlenswerter als lange anstrengende
Dauerbelastung. Durch Bewegung wird die körpereigene Testos-
teron- und Wachstumshormonbildung angeregt.

Hormonyoga

Vor einiger Zeit bin ich total erschöpft von meinem ersten Hormonyogakurs nach Hause gekommen. Wer glaubt, Yoga wäre nur entspannend, der wird beim Hormonyoga eines Besseren belehrt. Ich wollte einfach mal am eigenen Körper erfahren, was Hormonyoga ist und warum es so populär ist. Ich habe des Öfteren Yoga gemacht. Es hat mir immer sehr gutgetan und ich habe seit Kurzem wieder damit angefangen. Die Einführung ins Hormonyoga dauerte einen halben Tag, also genug Zeit, um einen ersten Eindruck zu erhalten. Erforderlich ist eine bestimmte Blasebalg-Atemtechnik (Bhastrika), die dann bei den meisten der Übungen in einer wenig entspannten Pose zusätzlich durchgeführt wird. Um die Hormondrüsen zu stimulieren, muss man sich also gehörig anstrengen. Allerdings zeigt es Wirkung. Durch die innere Massage und Lenkung der individuellen Lebensenergie werden die für die Hormonerzeugung verantwortlichen Organe und Drüsen angeregt. Dadurch können Symptome der Wechseljahre beseitigt oder zumindest gemildert werden. Die Übungen haben auch einen verjüngenden Effekt. Die Autorin des Standardwerks über Hormonyoga, Dinah Rodrigues: „Hormon-Yoga – Das Standardwerk zur hormonellen Balance in den Wechseljahren" (siehe Literaturverzeichnis) ist schon über 80 Jahre und dafür das beste Beispiel. Die Yogalehrerin meines Kurses erzählte, dass es schon vorgekommen sei, dass Frauen nach der Einführung wieder ihre Periode bekommen hätten, trotz Wechseljahre.

Fazit: Ich habe mir vorgenommen, einige der Übungen zu übernehmen und die Übungseinheit mit dem „Sonnengruß" zu beginnen. Ich bin überzeugt, dass, wenn man regelmäßig Hormonyoga übt, d.h. mindestens dreimal wöchentlich, sich dadurch unsere Hormondrüsen beeinflussen bzw. stimulieren lassen. Aber, ohne

Fleiß kein Preis! Wer mehr darüber erfahren möchte, dem empfehle ich das Buch von Dinah Rodriguez – und besuchen Sie auf jeden Fall einen Einführungskurs!

Natürliche Pflege von innen und außen

Das sichtbarste Zeichen beginnender Wechseljahre ist eine alternde Haut. Sie wird dünner und faltiger und an einigen Stellen erschlafft sie. Dies alles ist zum größten Teil auf ein Versiegen von Östrogen, aber auch einen Rückgang von HGH, DHEA und Testosteron zurückzuführen. Wir wir bereits wissen, hat der Rückgang der Hormone einen gravierenden Einfluss auf die Haut und die Hautbeschaffenheit. Sie wird dünner und knittrig, die Zellerneuerung verlangsamt sich und die Fähigkeit, Fett und Feuchtigkeit zu speichern, nimmt ab. Die Haut verliert an Elastizität, wird trockener und Falten sind die unschöne Folge. Es kommt zu einem Verlust von Kollagen, Hyaluronsäure und anderen Substanzen. Dabei reagiert Kollagen besonders empfindlich auf einen schwindenden Östrogenspiegel. Bioidentisches Östrogen kann, wenn es fehlt, die Elastizität und Dicke der Haut und die Feuchtigkeitsbindung wieder erhöhen. Schöne Haare haben ebenfalls viel mit Hormonen zu tun. Haarausfall kann z. B. an einem Hormon- und Mineralienmangel und auch an einer Schilddrüsenunterfunktion liegen.

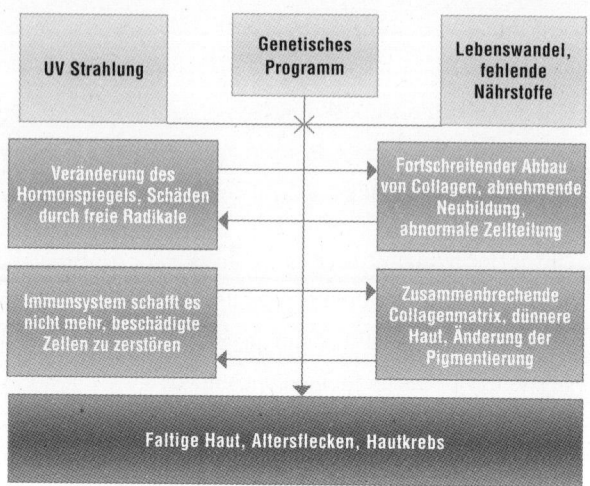

Abb. 23: Einflussfaktoren auf die Hautalterung (nach Dr. Lee Miller)

Orientierung im Dschungel der Inhaltsstoffe von Kosmetika

Der Zustand Ihrer Haut, Ihres Bindegewebes und Ihrer Haare verrät sehr viel über Ihre Vitalität und Ihr biologisches Alter. Dabei geht es nicht nur um die Schönheit, sondern das ist auch ein erster Ausdruck des allgemeinen Gesundheitszustandes.

Was lässt unsere Haut schneller altern?

Oxidativer Stress und freie Radikale sind neben dem Nachlassen der Hormone ein weiterer gewichtiger Grund für die Hautalterung. Alters- und Pigmentflecken sind ein äußeres Anzeichen; wir rosten sozusagen von innen. UV-Strahlung, Nikotin, schlechte Ernährung, ungesunder Lebenswandel, Übergewicht, Schlafstörungen und zuviel Stress setzen nicht nur der Haut zu.

Aber wir sind all diesen Einflüssen nicht hilflos ausgeliefert. Dass wir sehr wohl viel für unsere Gesundheit und unsere Schönheit tun können, zeige ich Ihnen. Die genetischen Faktoren, also die Vererbung, liegt bei ca. 30 %. Bleiben uns immer noch 70 %, auf die wir Einfluss haben. Nutzen wir sie.

Zusatzstoffe in Kosmetika

In Zeiten einer rasanten Zunahme von Allergien und Unverträglichkeiten wird es immer wichtiger zu erfahren, welche Stoffe wir in und an unseren Körper lassen.

Die EU kümmert sich scheinbar um alles, leider nicht immer zum Wohle der Menschen, und es drängt sich der Verdacht auf, dass es nicht um die Verbraucher, sondern um Politik und viel Geld geht. Man denke nur an das Glühbirnenverbot. Jetzt haben wir gefährliche Energiesparlampen, die keine Energie einsparen und, wenn sie zerbrechen, gefährliche Quecksilberdämpfe freigeben. Darüber hinaus erzeugen sie ein kaltes und ungesundes Licht. Wie ist es möglich, dass wir von so vielen Produkten umgeben sind, die ein gefährliches Potenzial enthalten? Kleine Firmen, die über Jahre ehrliche, gute naturheilkundliche Produkte für die Menschen hergestellt haben, verschwinden von der Bildfläche mit der lapidaren Begründung, dass die Produkte nicht ausreichend erforscht seien. Eine jahrzehntelange Kundenakzeptanz zählt nicht im Mindesten. Diese Firmen müssten, um weiterbestehen zu können, für viel Geld Studien anfertigen lassen, was ihre finanziellen Mittel nicht zulassen. Und so sehen wir zu, wie immer mehr bewährte alte Naturheilmittel und Homöopathika einfach von der Bildfläche verschwinden.

Für Verbraucher ist es schwierig, aussagekräftige Informationen über die Qualität und die Verträglichkeit der Inhaltsstoffe von Kosmetika zu bekommen. Zwar schreibt die europäische Richtlinie INCI sehr detailliert vor, wie die Inhaltsstoffe auf der Verpackung anzugeben sind. Doch was verbirgt sich hinter den teils lateinischen, teils englischen Namen?

Um sich im Dschungel der Deklarationen und Inhaltsstoffe zurechtzufinden, gibt es eine Webseite, die Klarheit in die Sache bringt: **www.cosmeticanalysis.com.**

Die „**Stiftung zur Förderung der Hautgesundheit**" und „**Cosmetic Analysis**" haben es sich zur Aufgabe gemacht, Verbraucher herstellerneutral über die Risiken und den Nutzen von Kosmetika für die Hautgesundheit aufzuklären. So wurde ein neutrales Qualitätssiegel geschaffen. Das heißt, hinter diesem Siegel steht kein Herstellerverband, es werden keine individuellen Qualitätskriterien vordefiniert und es gibt keine individuellen Prüfungen durch Labore. Das erhöht die Verlässlichkeit und die Gültigkeit des Siegels für den Konsumenten.

Auf der Plattform „Kosmetikanalyse" wurden rund 8000 Inhaltsstoffe in einer Datenbank gesammelt und anhand von fachlichen Publikationen nach ihren Eigenschaften analysiert und bewertet. Aus der Summe der Eigenschaftsbewertungen ergibt sich eine Bewertung des Inhaltsstoffs in fünf Qualitätsklassen.

So sehen z. B. die Eigenschaften von **Paraffinum Liquidum** aus:

- kann sich in Leber, Niere und Lymphknoten anreichern
- bildet wasserundurchlässige Schicht
- fördert Comedonenbildung
- kann zu Wärmestau führen
- unterstützt die Hautfunktionen nicht
- fördert Faltenbildung
- Okklusiveffekt (Abdichtung der Haut)
- unterbindet die Hautatmung
- trocknet die Haut aus
- löst andere Stoffe auf

Paraffinum ist ein Abfallprodukt bei der Erdölgewinnung. Es handelt sich dabei um flüssige Kohlenwasserstoffe aus Erdöl, sogenannte Paraffinöle. Für die Hersteller von Kosmetikprodukten birgt es viele Vorteile bei der Produktion und es ist darüber hinaus noch billig. Es wird sowohl in teuren als auch billigen

Produkten verwendet. Für die Anwender birgt es bei längerem Gebrauch bedenkliche gesundheitliche Risiken. Nicht nur, dass sich der Stoff mit der Zeit im Körper anreichert und Leber und Niere belastet, er schwächt den Säureschutzmantel und trocknet die Haut aus.

PEGs, sogenannte Polyethylenglycole. Die wichtigste Eigenschaft von Polyethylenglycolen ist ihre Löslichkeit in Wasser. Aus PEGs können Mischungen von bis zu 50 % Wasser hergestellt werden. Polyethylenglycole können in Kosmetika, Cremes, Lotionen, Haarpflegemitteln, Badezusätzen, Parfums, Deos und Lippenstiften verwendet werden. Das Bedenkliche ist, dass die Haut durch PEGs durchlässiger wird, d. h., mögliche Giftstoffe können so viel leichter in den Körper gelangen.

In der Naturkosmetik sind Paraffinum Liquidum, PEG/PEG-Derivate wie Sodium Laureth Sulfate tabu.

Zurück zur Platform cosmeticanalysis. Sie erstellt aus der Kombination der bewerteten Inhaltsstoffe und der eingetragenen Produkte dann ihre Bewertungen. Derzeit befinden sich über 12000 Produkte in der Datenbank. Die Produktanalysen werden anhand der programmierten Inhaltsdatenbank von den Mitgliedern selbst vorgenommen. Die INCI-Deklarationen der Produkte werden in der entsprechenden Reihenfolge auf „Kosmetikanalyse" eingegeben und veröffentlicht. Die Plattform ist konsequent werbefrei sowie wissenschaftlich fundiert und für jeden nachvollziehbar.

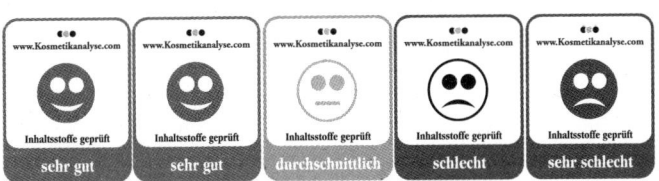

Abb. 24: Qualitätssiegel für Kosmetika

Was bedeutet das Qualitätssiegel für den Konsumenten?

Das Siegel gibt die Bewertung wieder, die das ausgezeichnete Produkt auf der Plattform „Kosmetikanalyse" nach der Analyse aller Inhaltsstoffe erhalten hat. Es gibt somit auf den ersten Blick eine verlässliche Information über die kombinierten Eigenschaften des Produkts.

Eine Registrierung auf der Webseite kostet 5 Euro im Monat. Neugierig geworden, tippte ich nach meiner Anmeldung gleich einige meiner täglich verwendeten Produkte in das Suchfeld ein ... und war dann doch sehr erstaunt! Ich bin davon ausgegangen, dass ich nur naturreine und hochwertige Kosmetika verwende. Ich wurde schnell eines Besseren belehrt. Meine hochwertige Kosmetik enthält teilweise bedenkliche Stoffe. Erstaunt war ich, dass auch einige Produkte von bekannten Kosmetikfirmen bedenkliche Inhaltsstoffe wie Paraffin und Laureth Sulfat enthalten. Selbst bei einer bekannten französischen Kosmetikmarke, die für natürliche Kosmetik wirbt, schaut es mit den Bewertungen schlecht aus. Nicht ein Produkt erhält die beste Bewertung, einige Produkte enthalten Laureth Sulfate und Aluminium und erhalten dadurch die schlechteste Bewertung.

Herkömmliche Kosmetik lebt davon, möglichst billig zu produziert zu werden, d.h., sie enthält viel Wasser, aber oft wenig Wirkstoffe. Interessant ist, dass die teuersten Cremes und Pflegeprodukte oft die bedenklichsten Inhaltsstoffe enthalten. Sie sind alles andere als natürlich, haben dafür oft teure Verpackungen, durch die man sich nur allzu leicht täuschen lässt, und die Werbung tut natürlich ein Übriges.

Auch bei Naturkosmetik gibt es einen entscheidenden Nachteil. Die meisten Firmen stellen ihre Produkte ohne chemische Weichmacher und Paraffinderivate her, aber auf Konservierungsstoffe können sie nicht verzichten, da die Produkte in den Reformhäusern und Bioläden lange lagerfähig sein müssen.

Eine Firma sticht bei den Bewertungen heraus. Sie verwendet keine Konservierungsstoffe, Duftstoffe, Formaldehydabspalter oder Farbstoffe, keine chemischen Tenside und keine PEGs: Ringana aus Österreich. Sie hat insgesamt die besten Bewertungen, fast ausnahmslos Bestnoten.

Und dafür gibt es gute Gründe. Ringana hat die Frische seiner Produkte zu seiner Philosophie gemacht. Man holt sich die Wirkstoffe aus der Natur, nicht aus der Chemiekiste. Die Kosmetik besteht ausschließlich aus wertvollen und hoch dosierten Ingredienzien auf natürlicher Basis. Dafür werden nach Möglichkeit nur Pflanzenextrakte aus kontrolliert biologischem Anbau eingesetzt. Auf genmanipulierte Grundprodukte und Tierversuche wird gänzlich verzichtet. Und der alles entscheidende Unterschied ist, dass sie komplett ohne Konservierungsstoffe verarbeitet werden. Ringana hat ein Frischesystem entwickelt, d. h., die Kosmetik wird in kurzen Zeitabständen frisch erzeugt und direkt versendet. Der Haut bleiben dadurch alle schädlichen Konservierungs- und Lösungsmittel, Stabilisatoren und Mineralöle erspart.

Herkömmliche Kosmetikfirmen können so nicht produzieren, da die Produkte lange lagerbar und haltbar sein und auch extreme Temperaturunterschiede überstehen müssen, ohne zu verderben.

Geht es auch ohne Schönheits-OP?

Vor ca. zehn Jahren lernte ich die **Methode von Henri Chenot** kennen. Sein Konzept basiert auf der Traditionellen Chinesischen Medizin, in deren Mittelpunkt das Chi steht, was nichts anderes bedeutet, als dass die Energie des Lebens zwischen den Polen Yin und Yang ausbalanciert wird. Sie ist eine sehr effektive Methode zur Verjüngung und Entschlackung von Gesicht und Körper. Die Behandlung basiert auf drei Säulen: Detoxing (Entgiftung), Stimulation und Regeneration. Durch eine Vakuum-Drainage in Verbindung mit aktiven Wirkstoffen werden das Gesicht und der Körper entschlackt. Das Meridiansystem wird entstaut und die Giftstoffe entlang der Lymphbahnen abtransportiert. Der Stoffwechsel wird stimuliert, der Energiefluss angeregt. Nach der Entschlackung ist dann der Körper bereit für die Stimulation mit ätherischen Ölen und einer besonderen Art der Gesichtsakupunktur. Den Abschluss bildet eine Elektrostimulation, die die Gesichtsmuskeln trainiert. Manchmal wird anstelle dieser Elektrostimulation auch Ultraschall eingesetzt. Die Effekte dieser Behandlung sind sofort und auch langfristig sichtbar.

Eine weitere natürliche Methode, die nicht nur für die Hautverjüngung gut ist, sondern generell auf den Alterungsprozess einwirkt, ist die **Mesotherapie.** Sie ist noch ein neues, ganzheitliches und schonendes Verfahren, welches Ähnlichkeit mit der Neuraltherapie und der Akupunktur hat. Bei der Mesotherapie werden winzige Mengen eines Heilmittels in bestimmte Punkte, meist Akupunkturpunkte, injiziert. Mit feinen Nadeln werden Reflexzonen unter der Haut stimuliert, die die Sauerstoffversorgung und die Durchblutung der Haut steigern. Natürliche Wirkstoffe, homöopathische und pflanzliche Stoffe, aber auch natürliche Hormone können so lokal eingebracht werden und deren Wirkung noch zusätzlich steigern. Haut und Bindegewebe werden von innen heraus gestrafft, die Haarbildung wird angeregt und auch die Sehfähigkeit kann gebessert werden. Auf zukünftige Erfahrungen von Ärzten und Heilpraktikern, die diese wirkungsvolle und kostensparende Therapieform schon erfolgreich anwenden, bin ich gespannt.

Nicht nur unser Körper hat Muskeln

Bauen Sie nicht nur Ihre Körpermuskeln auf, sondern auch Ihre Gesichtsmuskulatur. Leider verändert sich unser Gesichtsausdruck mit zunehmendem Alter und die Muskeln im Gesicht folgen immer mehr der Schwerkraft. Dies trägt nicht gerade zu unserer Schönheit bei. Elektrostimulation kennt man bisher nur von Kosmetikinstituten. Sie stimuliert ausgewählte Akupunkturpunkte und kann dadurch energetische Blockaden und Verschlackungen lösen. Ein weiterer Effekt ist, dass die Muskeln gestärkt werden und das Gewebe gestrafft wird. Nur reicht es nicht aus, alle vier bis sechs Wochen einmal seine Gesichtsmuskeln zu trainieren. Mittlerweile gibt es kleine Geräte für zu Hause, mit denen man auf sehr sanfte und doch effektvolle Weise die Gesichtsmuskulatur trainieren kann. Es gibt auch Geräte, die mit galvanischem Strom arbeiten. Sie haben eine andere Wirkung, nämlich Wirkstoffe in tiefere Hautschichten einzubringen und so einer Hautalterung vorbeugen.

Interview mit dem Experten für Frischekosmetik und österreichischen Unternehmer Andreas Wilfinger

**Was ist das Besondere an den Pflegeprodukten,
die Sie entwickeln und herstellen?**

Grundsätzlich ist der wichtigste Punkt für Unternehmen in der heutigen Zeit, Produkte sauber zu halten. Worauf wir uns konzentriert haben und was unsere Produkte so besonders macht, ist „Frische". Und die Frische hat zwei Riesenvorteile: Der eine entscheidende Vorteil ist die deutlich stärkere Wirkung. Wirkstoffe in der Kosmetik wirken in erster Linie antioxidativ. Es geht um die Anti-Aging–Wirkung, und die ist bei Frischeprodukten ungleich höher. Antioxidantien haben aber eine relativ unangenehme Nebenwirkung: Sie oxidieren nämlich selber. Das ist auch ihre

Aufgabe. Das heißt, Produkte, die jahrelang haltbar sind, können dieses Wirkversprechen nicht mehr halten. Und der zweite Punkt ist, dass man Produkte nicht stabilisieren muss. Die meisten Wirkstoffe sind aufgrund der Art und Weise wie man sie einsetzt, nur begrenzt haltbar. Alles, was antioxidativ wirkt, wirft sich sozusagen den freien Radikalen in die Schusslinie und oxidiert dabei auch selber. Alles Antioxidative rostet, wenn man so will. Und alles, was antioxidativ ist, ist per se damit begrenzt haltbar. Das ist eigentlich der springende Punkt.

Also, eine Creme, die wirklich Anti-Aging Wirkung hat, muss frisch sein?

Zumindest was die Antioxidantien betrifft, eindeutig ja. Aber es gibt auch Wirkstoffe, die nicht diese antioxidative Wirkung haben, sondern eine andere, wie Kollagen, das die Hautfeuchte stimuliert. Hier ist es nicht so eindeutig, aber mit einer hohen Wahrscheinlichkeit spielt auch hier die Frische eine große Rolle. Grundsätzlich: Alles, was wirkt, hat auch eine begrenzte Haltbarkeit. Bei den Lebensmitteln macht man es im Grunde auch nicht anders. Man kauft ja instinktiv auch das frischeste Produkt im Supermarkt. Warum soll es in der Kosmetik anders sein? Heute sind alle Pflegeprodukte Jahre haltbar und Luxuskosmetik wird üblicherweise im Cremetopf dargeboten. Und jetzt geht man mit einer der unhygienischsten Körperstellen, den Fingerkuppen, mehrmals täglich hinein und trotzdem verdirbt dieses Produkt nicht. Wie soll so etwas funktionieren?

Wie sind Sie darauf gekommen, Pflegeprodukte ohne Konservierungsstoffe und belastende Zusatzstoffe herzustellen?

Auslöser war eine Geschichte mit meinem Sohn im Kindergartenalter. Wir wollten wirklich sehr gute Eltern sein und von unserem

Kind alles Böse und Schlechte fernhalten. Irgendwann ist er in den Kindergarten gekommen und da gab es die Institution „Zahnputztante". Die Zahnputztante lehrt die kleinen Kinder das richtige Zähneputzen, was an sich ein sehr hehres Ziel ist. Nur war die ganze Geschichte von einem großen Markenartikelkonzern gesponsert und die Kinder haben eine kleine Zahnpastatube als Pröbchen mit nach Hause bekommen. In dieser Zahncreme war eine halogenorganische Verbindung enthalten und auch andere aggressive Stoffe. So haben meine Lebenspartnerin und ich uns entschlossen, naturreine, frische Produkte herzustellen. Es ist dann zwar keine Zahnpasta geworden, sondern Kosmetik, aber von der Philosophie her war es dasselbe. Das war die Initialzündung.

Welche Bedeutung haben Konservierungs- und Zusatzstoffe für den verjüngenden Effekt von Kosmetika und Pflegemitteln?

Die Kritik an Konservierungsmitteln ist sehr vielschichtig und im Grunde allgemein bekannt. Sie schädigen die Bakterienflora auf der Haut bis hin zu diversen pseudohormonellen Wirkungen wie den Parabenen. Aber ganz grundsätzlich sind wir der Ansicht: „Im Zweifel gegen den Angeklagten." Das heißt, Stoffe, die diskutiert werden oder die problematisch sein könnten, sollten nicht eingesetzt werden. Das betrifft unter anderem Mineralöle, Silikonöle und Duftstoffe.

Anti-Aging-Kosmetik gibt es wie Sand am Meer.
Welche Substanzen haben wirklich eine verändernde
Wirkung auf die Verjüngung, äußerlich wie innerlich?

Kosmetik wird von der Anwenderin aus zwei verschiedenen Blickwinkeln betrachtet. Auf der einen Seite dieses Bild, das von doppelseitigen Hochglanzmagazinen kommt und von Anzeigen bestimmt wird, in denen von 90 % weniger Falten berichtet wird.

Auf der anderen Seite der eher objektive Blickwinkel: Kosmetik wirkt ohnehin nicht. Und die Wahrheit liegt bei diesen zwei Blickwinkeln exakt in der Mitte. Kosmetik kann unglaublich viel bewirken, mehr als man objektiv glauben möchte, aber sicher nicht 90 % weniger Falten in zwei Wochen. Das Interessante ist, dass die wirklich potenten Wirkstoffe durchaus die sind, die man oral aufnehmen kann. Das betrifft ja auch den ganzen antioxidativen Komplex, aber auch z. B. die Hyaluronsäure.

Sie meinen, Hylaluron innerlich und äußerlich angewendet?

Viele dieser Wirkstoffe kann man tatsächlich innerlich und äußerlich anwenden. Aber noch einmal: Kosmetik äußerlich hat sehr viel Potenzial und kann sehr, sehr viel bewirken. Ein wichtiger Punkt dazu ist allerdings auch, dass Kosmetik deutlich mehr ist als Anti-Aging. Kosmetik ist nämlich Gesundheit. Unsere Haut ist ein unglaublich wichtiges Organ, nämlich die Schnittstelle zu unserer Umwelt, und sehr viel Schlechtes kommt aus unserer Haut heraus und viel Gutes sollte hineinkommen. Und wenn man Kosmetik nur auf Anti-Aging reduziert, wird das der wichtigen Aufgabe nicht gerecht.

Aus der Sicht der meisten Anwenderinnen geht es nur um Faltentiefe und dass gute Kosmetik die Ausstrahlung erhöht, die Poren verkleinert ect., aber im Grunde sollte Kosmetik unsere Gesundheit unterstützen. Das ist eigentlich der Hauptaspekt. Und das ist zweifellos ein wichtiger Trend für die Zukunft, dass man Kosmetik zusehends als gesundheitsunterstützende Maßnahme sieht.

Und um noch einmal auf die Wirkstoffe zurückkommen: Diese wirken doch viel besser, wenn die Haut aufnahmefähig ist. Was nicht der Fall ist, wenn sie mit Schlacken und Ablagerungen belastet ist.

Das stimmt. Die Haut hat natürlich eine gewisse Barrierefunktion, so gesehen kommen viele Stoffe nicht heraus und nicht hinein. Ganz generell ist es aber so, wie Sie sagen: Dass sehr viel Schlechtes im Grund hineinkommt mit all den Konservierungsmitteln und Mineralölen und die penetrieren natürlich durch die Haut. Das ist ein Riesenproblem.

Worauf sollte man beim Kauf von Kosmetikprodukten achten?

Das Wichtigste ist einfach, sich die Verpackungsrückseiten anzusehen. Wir gewöhnen uns das im Supermarkt immer mehr an. Bei allen Lebensmitteln, die wir einkaufen, sollte man auch hin und wieder schauen, welche bösen E-Nummern enthalten sind. Grundsätzlich, auch wenn man nicht voll und ganz informiert ist, ist es sicher eine gute Sache, auf Verdacht Dinge auszuschalten. Es ist nicht schlecht, das ein oder andere wegzulassen, und dann man nimmt die gesunde Alternative, die es glücklicherweise immer gibt. Bei Kosmetik macht man das leider nicht.

Der Verzicht auf Konservierungsstoffe schränkt die Haltbarkeit Ihrer Produkte im Vergleich zu anderen Herstellern stark ein. Ist das der Grund, weshalb es Ihre Produkte nicht im Geschäft zu kaufen gibt?

Unsere Produkte können nicht im Regal stehen. Wir haben das Vertriebssystem als solches gefunden, weil wir unsere Produkte nicht anders vermarkten könnten.

Wir sind deswegen auf ein „Just-in-time"-Vertriebssystem angewiesen. Wir senden direkt zum Endabnehmer. Im Grunde sind wir ein Frischeversandhaus.

Was sind aus Ihrer Sicht die Zukunftstrends zu diesem Thema?

Anti-Aging haben wir schon mehrfach angesprochen und zweifellos ist Anti-Aging das Zukunftsthema, nicht nur in der Kosmetik, sondern ganz generell. Und der zweite große Trend ist sicher das Thema Gesundheit/Hautgesundheit. Dass man Kosmetik zusehends als Unterstützung der eigenen Gesundheit sieht, das ist ein neuer Trend in der Kosmetik.

Mentale Einstellung

Ein zentraler Punkt beim Älterwerden ist die Angst vor dem Älterwerden. Wir wollen nicht, dass sich etwas in unserem Leben verändert, schon gar nicht zum Schlechteren. In der Theorie wissen wir, dass wir aus biologischer Sicht mindestens 120 Jahre alt werden können. Vorstellen können es sich die wenigsten. Und ist ein so hohes Alter wirklich das, was wir wollen? Ich glaube nicht. Aber mit einer guten Gesundheit und Fitness alt zu werden, ist ein Geschenk. Gibt es wirkungsvolle mentale Strategien, die uns dabei helfen können, jung zu bleiben?

Das kollektive Bewusstsein unserer Gesellschaft bestärkt uns noch (ich bin da optimistisch, dass sich das bald ändert) in dem Glauben, dass wir mit zunehmendem Alter körperlich und geistig abbauen. Aber wir können diese Konditionierung durchbrechen. Sobald immer mehr Menschen ihre Erwartungshaltung bezüglich des Alterns ändern, wird das für immer mehr Menschen selbstverständlich, wie die morphogenetischen Felder von Prof. Rupert Sheldrake eindrucksvoll belegen.

Ellen Langer, eine Harvard-Psychologin, ist davon überzeugt, dass, wenn wir uns gesund und fit denken, dies dramatisch positive Folgen für den Alterungsprozess hat. Dazu führte sie ein interessantes

Experiment mit Männern durch, alle über 75 bis teilweise über 80 Jahre alt: eine mentale Zeitreise.

Stellen Sie sich vor, dass man die Uhr 20 Jahre zurückspulen würde. Es ist das Jahr 1993. Madonna ist an der Spitze der Pop-Charts. Die weit verbreitete Nutzung des Internets ist nur ein Wunschtraum. Aber am wichtigsten ist, dass Sie sich wirklich 20 Jahre jünger fühlen. Ellen Langer führte ihre Studie mit älteren Männern durch und mietete dafür ein Hotel in New England an. Schon nach wenigen Tagen zeigten sich bei den Herren körperliche Veränderungen, die auf eine Umkehr des Alterungsprozesses hindeuteten. Den Männern wurde gesagt, die Vergangenheit nicht Revue passieren zu lassen, sondern tatsächlich so zu handeln und zu denken, als ob sie in der Zeit zurückgereist wären. Die Idee dabei war, zu sehen, wie die Änderung der Denkweise über das eigene Alter zu tatsächlichen Veränderungen in der Gesundheit- und Fitness führen könnte.

Langers Ergebnisse waren beeindruckend: Nach nur einer Woche erfuhren die Männer positive Veränderungen auf ganzer Linie. Sie waren stärker und flexibler. Größe, Gewicht, Gang, Haltung, Hören, Sehen, selbst ihre Leistungen bei Intelligenztests verbesserten sich. Ihre Gelenke waren flexibler, ihre Schultern breiter, ihre Finger waren agiler und weniger knorrig von Arthritis. Außenstehende, denen Fotos von den Männern gezeigt wurden, beurteilten sie als deutlich jünger.

Ellen Langer hat in ihrem Buch „Counter Clockwise" (siehe Literaturverzeichnis) geschrieben, dass wir alle Opfer unserer eigenen Klischees über Altern und Gesundheit sind. Sie schreibt darin: „Wer gedankenlos negative kulturelle Hinweise über Krankheit und Alter akzeptiert, lässt zu, dass diese Signale unsere Selbstkonzepte und unser Verhalten prägen. Wenn wir uns von den negativen Klischees in unserem Denken über Gesundheit und Altern befreien, öffnen wir uns für die Möglichkeit, produktiv und gesund bis ins hohe Alter zu sein."

Ich weiß, das klingt vielleicht ein bisschen nach faulem Zauber, aber ich bin davon überzeugt, dass wir mit unseren Gedanken unsere Wirklichkeit formen. Durch das, was Sie erwarten, und das, was Sie denken, können Sie Ihre eigene Vision verbessern. Mit ein wenig Achtsamkeit können wir lernen, die Unsicherheit im Leben anzunehmen – und wer weiß: Wenn wir für die Idee offen sind, uns 20 Jahre jünger zu denken, können wahre Wunder passieren.

Im alten Heilsystem des Ayurveda heißt es dazu: „Wenn Du wissen willst, was ein Mensch in der Vergangenheit getan hat, schau Dir seinen Körper heute an. Wenn Du wissen willst, wie sein Körper in Zukunft aussehen wird, prüfe seine gegenwärtigen Erfahrungen."

Wenn wir es schaffen, neue Erfahrungen für einige Wochen, optimal wären zwei bis drei Monate, zuzulassen, könnten wir sozusagen eine neue Gewohnheit erzeugen. Körper und Geist hängen eng zusammen. Wenn wir an dem einen etwas verändern, wirkt sich das immer auch auf den anderen Bereich aus. Wahre Schönheit kommt von innen. Aber wo ist innen und wie komme ich in Kontakt mit meinem Inneren? Ist das nicht alles sehr kompliziert und langwierig, und will ich überhaupt da reinschauen, um dann vielleicht festzustellen, dass ein paar unbequeme Wahrheiten auf mich warten? Zu diesen interessanten Fragen habe den bekannten Coach und Trainer Matthias Hodel-Elfeldt interviewt.

Interview mit Coach und Trainer Matthias Hodel-Elfeldt

Nach einer Karriere als Topmanager und Unternehmer berät Matthias Hodel-Elfeldt seit vielen Jahren Unternehmen und Privatpersonen zu Herausforderungen dieser Zeit: Arbeitgeberattraktivität, Führungskompetenz, Selbstmanagement und Persönlichkeitsentwicklung. „Mensch im Mittelpunkt" ist sein Anliegen. Als Coach und Trainer widmet er sich dabei immer auch Gesundheitsaspekten, insbesondere dem Umgang mit Disstress und der Burn-out-Prävention. Wichtig ist ihm, dass Menschen nach einer Beratung mit Hilfsmitteln ausgestattet sind, die ihnen erlauben, die gesetzten Ziele selbst weiterzuverfolgen.

Herr Hodel-Elfeldt, wie groß ist der Anteil der mentalen Haltung am Älterwerden?

Sehr groß! Die mentale Haltung ist mitverantwortlich dafür, ob wir unser System stärken oder schwächen. Die meisten Menschen halten das Älterwerden an Körper, Geist und Seele, d.h. sich verstärkende Zeichen der Alterung des Körpers und der geistigen und emotionalen Erstarrung, für gottgegeben und damit für nicht beeinflussbar. Das ist ein sehr „dicker" und aus meiner Sicht schädlicher kollektiver Glaubenssatz, den es zu wandeln gilt. Eine stärkende Überzeugung demgegenüber ist: „In mir sprudelt ein Jungbrunnen." Es ist an der Zeit, dass wir uns alle darüber bewusst werden, wie stark wir durch unsere mentale und emotionale Verfassung unsere individuelle und kollektive Welt prägen, zum Guten oder eben zum weniger Guten.

Gibt es eine Strategie, um jung zu bleiben?

Amit Goswami, der indisch-amerikanische Philosoph und Professor für Physik, dem auch daran gelegen ist, eine Brücke zwischen der Wissenschaft und den Überzeugungen der Weisheitstraditionen zu schlagen, sagt: „Was ich für möglich halte, kann zu meiner Erfahrung werden." Umgekehrt heißt das für mich: „Was ich nicht für möglich halte, kann ich nicht – oder nur schwer – erfahren oder erleben." Wäre man nun vor die Wahl gestellt, die eine oder die andere Überzeugung zu verinnerlichen, so würde sich die Frage anschließen: Welchen Vorteil hätte ich denn davon, Dinge für unmöglich zu halten? Die Antwort wäre wohl: keinen. Es scheint also eine gute Strategie zu sein, alles für möglich zu halten. Ich habe mich vor vielen Jahren für diese Haltung entschieden – und sehe mich seither täglich in ihrer Sinnhaftigkeit bestärkt.

Damit ist auch meine Antwort auf Ihre Frage gegeben: Ich halte es für möglich, dass ich jung bleibe. Das ist eine meiner zentralen mentalen Strategien, für die sich auch andere Menschen entscheiden können.

Was sind die konkreten Maßnahmen? Was kann ich tun? Was soll ich vermeiden?

Die wichtigste konkrete Maßnahme ist, eine grundsätzliche Entscheidung zugunsten des Jungbleibens zu treffen. Darauf bauen alle weiteren Schritte auf. Sehr wichtig ist auch, alles dafür zu tun, dass man dieser Entscheidung treu bleibt. Hier gibt es Rückschlagspotenziale, Zweifel können aufkommen, Widerstände können sich zeigen, auch Selbstblockaden. Die zeitweise Begleitung durch einen Coach kann helfen, auf der Spur zu bleiben.

Wie könnte eine Maßnahme auf dieser mentalen Ebene aussehen? Wie vermeide ich negative Glaubenssätze?

Wenn wir uns unsere Glaubenssätze anschauen, beispielsweise „Schönheit ist vergänglich", dann werden wir fast immer feststellen, dass es sich um „negative" Glaubensätze handelt, die wir ungeprüft von anderen Personen, meist unseren Eltern, übernommen haben. Wichtige Schritte: Ein wenig mehr Aufmerksamkeit für solche einschränkenden Äußerungen genügt, um zunächst die Frage nach der Herkunft eines Glaubenssatzes zu klären. Dann sollte man herausfinden, wie die wahre, die eigene Überzeugung zu diesem Thema lautet. Nun braucht es nur noch den Entschluss, dieser neuen Haltung immer stärkeren Ausdruck zu verleihen. Was ich beschreibe, ist ein Bewusstwerdungsprozess: „Wahre Schönheit kommt von innen!" Das bedeutet, dass das körperliche Erscheinungsbild von der inneren Landschaft bestimmt wird.

Und nun noch zur geistigen oder Sinnebene: Das Leben mit tiefem Sinn zu erfüllen, das ist das Beste, was wir für das Jungbleiben tun können. Sinn liegt beispielsweise in dem Verständnis, dass ich Teil der Natur und ihrer zyklischen, d. h. natürlichen Abläufe bin. Sinn liegt darin, mit dem Suchen aufzuhören und mit dem Finden zu beginnen – ein alles entscheidender Unterschied. Sinn entsteht zumeist nicht aus sich selbst heraus. Es gilt, die Sinnfindung zu einem Anliegen in unserem Leben zu machen: Meditation und Kontemplation, Selbstreflexion und daraus aufkeimende Selbsterkenntnis helfen uns dabei. Auch hier haben wir einfach anzuwendende Hilfsmittel gestaltet.

Worum handelt es sich dabei?

Aus meinen persönlichen Erfahrungen habe ich abgeleitet, dass jeder, wenn er möchte, sehr viel für sich tun kann: eine stärkere Verbindung mit der Natur eingehen, Übungen für das Körpergefühl durchführen, Anleitungen folgen, die auf eine tiefentspannte Ebene bringen, auf der sich vieles zeigen und wandeln kann, Selbstcoaching-Methoden anwenden, sich auf Klänge und ihre Wirkungen einlassen ... So sind unsere Materialien, CDs und Coaching-Sets entstanden.

Was es zu vermeiden gilt, ist, Dinge „unhinterfragt" zu lassen. Nichts, das uns herausfordert, sollte ungeprüft weiter ertragen werden. Wir sollten uns immer bewusst für oder gegen Dinge entscheiden, für die Dinge, die Sinn stiften. Ich habe dafür den Begriff des „Bewusstsinns" geprägt.

Beeinflusst die mentale nur die psychische oder auch die körperliche Ebene? Und wenn ja, wie?

Ich vertrete die Ansicht, dass die Emotionen der Dreh- und Angelpunkt für ein befriedigenderes Lebensgefühl und für die Stärkung der Gesundheit sind. Und dass, wenn es uns mit Geduld und Selbstzuwendung gelingt, unsere Emotionen in Balance zu bringen, unser Leben ungeahnte Wendungen zu mehr Wohlbefinden nehmen kann.

Zwischen der mentalen und der emotionalen Ebene gibt es eine Wechselwirkung mit direktem Einfluss auf den Körper. Das wussten schon die Naturvölker. Nur wir haben es eine Zeitlang aus dem Bewusstsein verloren. Vereinfacht gesagt, reagiert der Körper auf diese Signale entweder mit Gesundheit und Jugendlichkeit oder mit Krankheit und Abbau. Die mentale, die gedankliche Ebene wirkt wie eine übergeordnete Instanz auf andere Ebenen, wobei es jedoch gegenseitige Beeinflussungen gibt.

Wie kann man seine negativen Gedanken übers Älterwerden und seine Glaubenssätze verändern?

Erster Schritt: Akzeptanz der aktuellen „Gedanken- und Glaubenssituation".

Zweiter Schritt: Sich klarzuwerden über die Facetten dieser Überzeugungen.

Unsere Selbstwahrnehmungsfilter, die ja auch Schutzfunktion haben, sind oft so stark und vielschichtig, dass wir nur durch angemessenes Feedback von außen diesen Mustern auf die Spur kommen können.

Nach dieser Ist-Analyse folgt im dritten Schritt die mentale Neuausrichtung in dem schon beschriebenen Sinne: „Ich halte es für möglich, dass ich jung bleibe."

Und dann kommt die entscheidende Phase: Kann ich die Vorsätze durchhalten oder stellt sich etwas in den Weg? Hier bedarf es dann meist einer starken Durchhaltekraft, die es zu trainieren gilt. Denn: Die neuen Synapsen, die neuen Hirnverknüpfungen, die das neue Mantra stützen, müssen sich erst stärken. Das tun sie nur durch Wiederholungseffekte.

Wie könnten positiv formulierte Glaubenssätze lauten?

„Ich habe Einfluss auf die Art und Weise meines Alterns."

„Ich nehme Einfluss auf mein Denken und mein Fühlen."

„Ich schöpfe aus einer sprudelnden Quelle in mir."

„Meine Seele kommuniziert mit mir über meinen Körper – und ich höre darauf."

„Ich weiß, dass ich vor allem an Herausforderungen wachse."

Man hat festgestellt, dass jeder Mensch um die 60000 weitgehend immer wiederkehrende Gedanken pro Tag hat, zumeist ohne großen Neuerungswert. Aus diesen Gedanken und den täglichen Erfahrungen entwickeln sich Gefühle. Die Balancierung unserer Emotionen führt zu verändertem Denken und Fühlen. So einfach ist es im Prinzip.

Teil 3

Genug der Theorie und der allgemeinen Tipps und Ratschläge. Nachdem ich in den ersten beiden Teilen dieses Buchs die Bedeutung des gesunden Hormonspiegels auf das Älterwerden und ergänzende Maßnahmen rund um das Thema „Anti-Aging" beschrieben habe, möchte ich Ihnen im Folgenden ein von mir entwickeltes Programm näherbringen. Alles, was Sie tun müssen, ist, sich selbst drei Monate Zeit zu schenken und offen zu sein: offen für neue Erfahrungen, für das Ablegen alter Gewohnheiten und offen für die Veränderungen, die Ihr Körper in dieser Zeit erlebt. Ziel des einfachen und konkreten Programms ist es, einen Startpunkt zu setzen – einen Startpunkt, der Ihr Leben wandelt und Ihnen ein schöneres und gesünderes Altern ermöglicht. Lassen Sie sich überraschen ...

Das Pro-Aging-Programm (PAP) – 12 Wochen für ein längeres Leben

Am Anfang bedarf es nicht mehr als 12 Wochen (oder drei Monate), um sich und seinem Körper etwas Gutes zu tun und auf den gesunden und natürlichen Weg zu einem längeren und erfüllten Leben zu bringen. Aus diesem Grund habe ich dieses einfache und konkrete Programm entwickelt, das Ihnen helfen soll, die ersten Schritte zu machen.

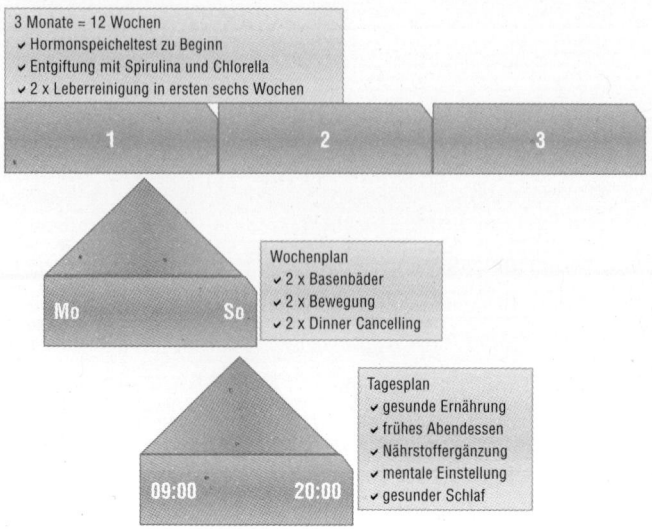

Abb. 25: Das 12-Wochen-Programm für ein glückliches Altern

1. Machen Sie sich zu Beginn des Programms mit einem Labortest ein Bild Ihrer Hormonlage. Eine ausgeglichene Hormonbalance kann sich entscheidend auf Ihr Wohlbefinden und ein gesundes Älterwerden auswirken. Ideal wäre es, wenn Sie Ihre Hormonwerte schon zu einer Zeit testen lassen, wo sie noch optimal funktionieren. Dann haben Sie zu einem späteren Zeitpunkt ein genaues Bild Ihres persönlichen Hormonrückgangs.

2. Ergänzen Sie einen ggf. festgestellten Hormonmangel mit bioidentischen oder homöopathischen Hormonen oder aber mit Stoffen aus der Natur, die die Hormonbildung anregen. Sprechen Sie über eine Therapie mit Ihrem Arzt oder Heilpraktiker.

3. Starten Sie mit einer Entgiftung des Körpers. Machen Sie ein- bis zweimal pro Woche ein Basenbad. Darüber hinaus

eignen sich zur Entgiftung besonders Spirulina und Chlorella. Gleichzeitig können Sie Ihren Darm mit einer speziellen Nährstoffmischung, die unverdauliche Fasern enthält, reinigen. Stoffe wie Luzerne, Apfelfaser, Klettenwurzel, Löwenzahn, Flohsamen, Akaziengummi, Bockshornkleesamen oder Fenchelsamen eignen sich dazu. Erst nach einer Darmreinigung ist in Ihrem Körper wieder Platz für Neues, und gute Wirkstoffe können von der Darmwand aufgenommen und verwertet werden.

4. Machen Sie im Zeitraum von sechs Wochen zweimal eine Leberreinigung und wiederholen Sie diese im jährlichen Abstand.

5. Um Ablagerungen aus den Arterien zu lösen und um Ihr Herz zu stärken, sollten Sie jeden Tag ein Schnapsglas Knoblauch-Zitronenmischung (siehe Seite 214) trinken. Ideal wäre ein Zeitraum von sechs Wochen. Keine Angst, keiner wird etwas merken und es schmeckt auch nicht nach Knoblauch, sondern nach Zitrone.

6. Essen Sie früh zu Abend und lassen Sie nach Möglichkeiten die Kohlenhydrate weg. Wenn Sie es schaffen, ein- bis zweimal die Woche das Abendessen ausfallen zu lassen, verbessern Sie schon signifikant die verbleibende Lebensqualität und unterstützen die körpereigene HGH-Bildung.

7. Es gibt Ernährungswissenschaftler und Anti-Aging-Mediziner, die dafür plädieren, mindestens 14 Stunden am Stück ohne Nahrung auszukommen. Besonders wirkungsvoll ist dieses Prinzip über Nacht, siehe auch Punkt 6. Mir fällt es aber leichter, das Frühstück ausfallen zu lassen, die Zeit für die Fettverbrennung morgens zu verlängern und erst gegen Mittag die erste Mahlzeit einzunehmen. Ich bin mit dieser Methode wunderbar gefahren und es hilft mir, mein

Gewicht leichter zu halten. Ich bin von Kindheit an nicht die große Frühstückerin. Sollte Ihnen das nicht möglich sein, fangen Sie Ihren Tag mit einem gesunden Frühstück an. Ich empfehle Ihnen ein Frühstück aus einem warmen Haferflockenbrei, gemischt mit frischen Früchten. Geben Sie die Haferflocken einfach in etwas Wasser mit einem kleinen Schuss Sahne, kurz aufkochen – fertig. Zum Süßen können Sie eventuell ein wenig Honig verwenden und das ganze mit Zimt bestreuen. Ein paar Tropfen Weizenkeimöl oder Leinöl runden das Ganze ab. Hafer enthält Betaglukan und gehört zu den gesündesten Nahrungsmitteln, die man essen kann. Die Flocken binden Flüssigkeiten und enthalten jede Menge Ballaststoffe. Der glykämische Index bleibt dabei konstant niedrig.

8. Lassen Sie Ihrer Phantasie freien Lauf und kreieren Sie gesunde Mahlzeiten, die genügend Eiweiß enthalten – z. B. über die Zufuhr von Linsen und Bohnen –, ohne immer gleich Fleisch essen zu müssen. Zweimal die Woche Fisch ist sehr empfehlenswert. Wenn Sie Probleme mit Ihrem Gewicht haben, kann Ihnen die hCG Diät wieder zu Ihrer Traumfigur verhelfen.

9. Starten Sie mit einem persönlichen Programm für Ihre ideale Nährstoffergänzung. Achten Sie darauf, nur natürliche Vitalstoffe einzunehmen, nicht billige, synthetische Produkte. Es gibt Produkte, speziell für Frauen und Männer, die neben passenden Vitalstoffen auch einen positiven Einfluss auf die Hormonbildung haben. Sie sollten darauf achten, dass diese Produkte keine Soja-Isoflavone enthalten, weil diese sich ungünstig auf die Schilddrüse auswirken könnten und die Hormonrezeptoren blockieren.

10. Eine Vitalstoff-Kombination, die ich täglich neben einer Grundversorgung an Vitaminen und Mineralstoffen selbst einnehme, kommt aus der Forschung von Dr. Bruce Ames. Ich habe gute Erfahrungen mit einer Nahrungsergänzung aus 200 Milligramm Alpha-Liponsäure und 500 Milligramm Acetyl-L-Carnitin gemacht. Bezugsadressen finden Sie im Anhang.

11. Zweimal jährlich (im Frühling und im Herbst) mache ich eine Kur mit Gelée Royale. In Zeiten von Stress und Belastung auch öfter.

12. Die verjüngende Wirkung von Vitalpilzen wird immer bekannter. Ein gutes Vitalpilzprodukt zeichnet sich dadurch aus, dass durch Beigabe von Calcium-L-Ascorbat die Resorptionsfähigkeit der Pilzextrakte erhöht wird. Auch bei den Heilpilzen ist es wichtig, immer auf eine ausreichend hohe Dosierung zu achten, da sonst die Wirkung nicht befriedigend ist. Ich persönlich habe gute Erfahrung mit den Vitalpilzen Cordyceps und Reishi gemacht. Sie regen auf natürliche und sanfte Weise die Hormonbildung an. Auch hier finden Sie Bezugsquellen im Anhang.

13. Trinken Sie täglich, wenn möglich, vier Tassen grünen Tee.

14. Die essenziellen Aminosäuren tragen ebenfalls zur körpereigenen Hormonbildung bei und unterstützen den Körper bei der Reparatur von Zellen. Die besten Erfahrungen habe ich mit der Mischung MAP (MasterAminoAcid Pattern) gemacht. Diese weist Eigenschaften auf, die ich sonst bei keiner anderen Aminosäurenmischung gefunden habe. Ich nehme täglich fünf Presslinge, abends vor dem Schlafengehen. Der Körper weiß, wo die Aminosäuren während des Schlafs am besten gebraucht werden. Wenn Sie etwas für Ihren Muskelaufbau tun möchten, können Sie fünf MAP-Presslinge

auch eine halbe Stunde vor einer sportlichen Betätigung nehmen. Dann gehen die Aminosäuren in die Muskelzellen, was auch für uns Frauen ab einem bestimmten Alter immer wichtiger wird.

15. Falls Sie schlecht einschlafen können, haben Sie vielleicht zu viel Stress und zu wenig Melatonin. Helfen können Ihnen auch Mischungen, die u.a. Extrakte aus Hopfen, Baldrian oder Magnolienrinde enthalten. Gehen Sie vor Mitternacht schlafen und achten Sie darauf, dass Ihr Schlafzimmer gut gelüftet und vor allen Dingen dunkel ist. Meiden Sie abends schweres Essen und essen Sie nicht zu spät. Ideal ist ein Abendessen ohne Kohlenhydrate.

16. Lernen Sie, sich zu entspannen und sich mental jung zu denken. Stellen Sie sich vor, was Sie alles als junger Mensch gemacht haben und wie Sie sich dabei gefühlt haben, und nähren Sie dieses Bild.

17. Bewegen Sie sich regelmäßig, mindestens zweimal die Woche.

Ich wünsche Ihnen, dass der Herbst des Lebens zu der schönsten Zeit Ihres Lebens wird.

Mit den Möglichkeiten, die wir heute haben, kann das gelingen. Hören Sie auf Ihren Körper und spüren Sie, was Ihnen guttut. Der natürliche Weg ist fast immer der beste. Sie haben es in der Hand, und auch wenn Sie nicht gleich alles umsetzen können oder wollen, kann es sein, dass Sie mit der Zeit doch den Wunsch verspüren, das ein oder andere auszuprobieren. Denn nichts geht über eine gute eigene Erfahrung.

Ich wünsche Ihnen auf Ihrem Weg in diese erfüllte Lebensphase viel Freude und Gesundheit!

Antworten auf wichtige Fragen und Befürchtungen

Hormone sind gefährlich

Leider wissen die meisten Ärzte/Therapeuten so gut wie nichts über die Möglichkeiten der Ergänzung mit „natürlichen" Hormonen, sei es nun in bioidentischer, homöopathischer oder phytotherapeutischer Form. Es gibt auf diesem Gebiet eine große Verwirrung und viele Fehlinformationen. Dies kommt daher, dass das Thema Hormone jahrzehntelang für viele Negativschlagzeilen in der Presse gesorgt hat. Diese betreffen allerdings nicht die natürlichen Hormone, sondern die chemisch veränderten, die leider fälschlicherweise auch als Hormone bezeichnet werden, obwohl es sich dabei um Medikamente handelt. Das Motiv ist Profitgier auf Kosten der Menschen.

Hormone können Krebs auslösen

Dieses Gerücht hält sich hartnäckig. Wahr ist, dass viele Menschen durch synthetisch veränderte Hormone Krebs bekommen haben, nicht aber aufgrund naturidentischer Hormone. Unter körperfremdem Östradiol und künstlichen Progestinen, wie sie in der Hormonersatztherapie eingesetzt werden, steigt das Brustkrebsrisiko auf ein Vielfaches an (die Zahlen von Studien gehen von einem 5-fach höheren bis zu einem 30-fach höheren Risiko aus). Eine französische Studie belegt, dass die Wahrscheinlichkeit, an Brustkrebs zu erkranken, durch natürliches Progesteron dramatisch gesenkt werden kann, und zwar auf das 0,7-Fache (Fournier et al. Breast Cancer Res Treat 2008 Jan; 107 (I):103-11).

Natürliches Progesteron gleicht zu viel Östrogen aus und schützt vor einer Entstehung von Brustkrebs. Auch bei bioidentischem DHEA und Testosteron konnte in keiner einzigen Studie nachgewiesen werden, dass Prostatakrebs in irgendeinem Zusammenhang mit natürlichen Androgenen steht.

Das von der Schulmedizin häufig eingesetzte Tamoxifen bei Brustkrebspatienten besetzt nicht nur die Rezeptoren für Hormone, es wirkt auch in den verschiedenen Zellen unterschiedlich, mal neutral, mal stark östrogenartig, daher das hohe Risiko für Gebärmutterschleimhautkrebs. Dazu hat es noch viele weitere unerwünschte Nebenwirkungen wie Hitzewallungen, Ausfluss, Neigung zu Gewebe- und Schleimhautveränderungen, Polypen und Zyklusstörungen.

Hormone machen dick

Das Gegenteil ist der Fall. Wenn Sie zum Beispiel an einer Schilddrüsenunterfunktion leiden, können Sie durch eine richtige Behandlung schlanker werden. Das Gleiche gilt für eine Östrogendominanz. Natürlich sollte man Überdosierungen vermeiden und darauf achten, dass die Hormonbalance zwischen den einzelnen Hormonen stimmt. Gutes und gesundes Essen ist ein weiterer wichtiger Baustein zum Erhalt einer schlanken Figur.

Wenn ich Hormone nehme, geht die körpereigene Hormonproduktion zurück

Damit es nicht zu einer Abschwächung der eigenen Hormonproduktion kommt, sollten die angewendeten Hormone nicht überdosiert werden und sie sollten natürlich sein. Regelmäßige Pausen einmal im Monat von fünf bis sieben Tagen sind wichtig, damit keine Gewöhnung eintritt. Wenn Sie künstliche Hormone oder die Antibabypille nehmen, bringt das die körpereigene Hormon-bildung zum Erliegen. Studien haben gezeigt, dass die Eierstöcke nach Absetzen der Pille sehr lange brauchen, um wieder normal zu arbeiten. Es kommt vor, dass Frauen nach jahrelanger Pillen-einnahme keinen Zyklus mehr bekommen.

In meinem Alter spielen doch Hormone keine Rolle mehr ...

Hormone spielen in jedem Alter eine wichtige Rolle. Und warum sollte man sich als älterer Mensch nicht energiegeladen und gesund fühlen wollen? Interessant ist, dass es selten vorkommt, dass ein Mensch, der eine optimale Hormonergänzung erfährt, wieder in seinen ehemaligen Zustand zurück möchte.

Ist das alles wissenschaftlich belegt?

Es gibt laut medline (das ist die weltweit größte medizinische Literaturdatenbank) über 90 000 Veröffentlichungen über Schild-drüsenhormone, 63 295 Studien, die sich mit den Wachstumshor-monen beschäftigen. Allein über DHEA gibt es mehr als 6 000 Publikationen und über Östradiol und die Östrogene mehr als 42 000.

Mein Arzt sagt, dass das alles Blödsinn ist

Eine neue Idee braucht immer einige Zeit, bis sie akzeptiert wird. Aber immer mehr Menschen erfahren, wie gut es ihnen mit einer natürlichen Hormonergänzung geht. Und immer mehr Ärzte wol-len mehr über dieses Thema wissen. Wenn Sie als Patientin oder Patient eine Behandlung mit natürlichen Hormonen wünschen, wird sich mit der Zeit ein Bewusstseinswandel zeigen.

Warum soll ich Hormone einnehmen, das ist doch so von der Natur nicht vorgesehen?

Wenn Sie gesund sind und sich rundherum wohlfühlen, gibt es keinen Grund, Hormone zu ergänzen. Hormone sind keine Medikamente, sondern körpereigene Stoffe und haben, wenn sie richtig angewendet werden, keine Nebenwirkungen. Früher sind die Menschen nicht so alt geworden wie heute. Tatsache ist, dass ab 40 unsere Hormondrüsen anfangen zu schwächeln und es dadurch zu vielen Beschwerden und einer Einbuße der Lebensqualität kommt.

Nützliche Links

Meine Websiten

Alle aktuellen Informationen zum Thema Hormone und Anti-Aging sowie zu den Themen natürliche Hormontherapie und Abnehmen mit Hormonen (hCG Diät) finden Sie auf meiner Website. Außerdem Bestellmöglichkeiten für Speicheltests, homöopathisch potenzierte Hormone und Vitalstoffe sowie den aktuellen Veranstaltungsplan der Hormony Academy.

www.hormony.de

www.hormonyshop.de

Bezugsquellen von Nahrungsergänzungen

www.platinumhealtheurope.biz

www.masteraminoacidpattern.info

www.hcg-tropfen.de

Produkte von David Sandoval: www.hormovita.de

Interviewpartner

Dr. Thierry Hertoghe: www.hertoghe.eu

Univ.prof. Dr. Dr. Johannes Huber: www.drhuber.at

Dieter Dämmrich, Apotheke am Roten Hügel:

www.apotheke-am-roten-huegel.de

David Sandoval: www.askdavesandoval.com

Andreas Wilfinger: www.ringana.com

Matthias Hodel-Elfeldt: www.delphi-institute.net

Sonstige

Deutsche Gesellschaft für Mesotherapie: www.mesotherapie.org

Englischsprachige Seiten

Infos über Wachstumshormone:

www.raisemygh.com

www.delgadoprotocol.com

Info über Verlängerung der Telomeren mit TA-65:

www.tasciences.com

www.ta-65direct.com

www.anti-aging-labs.com

Literaturverzeichnis

Berkson, D. Lindsey: Hormone Deception – How Everyday Foods and Products are Disrupting your Hormones, Contemporary Books, USA 2000

Burgerstein, Lothar: Burgersteins Handbuch Nährstoffe, Haug Verlag, Stuttgart 2000

Burnett, J. Compton: Organerkrankungen bei Frauen, Schriftenreihe der Clemens von Bönninghausen-Akademie, Band 9, Verlag Müller & Steinicke München, 1993

Burnett, J. Compton: Die Wechseljahre der Frauen, Schriftenreihe der Clemens von Bönninghausen-Akademie, Band 9, Verlag Müller & Steinicke, München, 1993

Campobasso, Andreas: Stopp! Die Umkehr des Alterungsprozesses, Goldmann Arkana, München 2008

Carper, Jean: Jungbrunnen Nahrung, Econ Verlag, Berlin 2001

Chopra, Deepak: Der Jugend-Faktor, Lübbe Verlag, Köln 2002

Dale, Theresa: Revitalize your Hormones, John Wiley & Sons, New Jersey 2005

Dalton, Katharina: The PMS-Bible, Verlag Vermilion, 2. Auflage, London 2000

Davis, William: Weizenwampe: Warum Weizen dick und krank macht, Goldmann, München 2013

Dubben, Heike: Die ganzheitliche Frauenapotheke, Books on demand, Berlin 2008

Elkins, Rita: Wild Yam – Nature's Progesterone, Woodland Publishing, Salt Lake City 1999

Flanagan, Patrick: Elixier der Jugendlichkeit, Waldthausen Verlag, Ritterhude1994

Forsythe, James: AntiAging Cures – Life changing Secrets to reverse the effects of Aging, Vanguard Press, Perth W. A. 2011

Friedinger, Martina und Michael: MAP – Die Entdeckung aus der Natur für optimalen Zellaufbau, Verlag Denkmayr, Linz 2004

Friedinger, Martina und Michael: Entgiftung durch Pflanzen nach David Sandoval, Verlag Denkmayr, Linz 2003

Friedinger, Martina: Hippokrates Nahrung – Die Lebenskraft in Gräsern, Algen und Keimen, Verlag Denkmayr, Linz 2007

Geßwein, Lorenz: Wieder neue Kraft: Bei Burnout-Syndrom, krebsbedingter Erschöpfung und CFS, Maiworm GmbH

Haehl, Richard (Hrsg.): Hahnemann, Samuel: Organon der Heilkunst – Aude sapere, Haug Verlag, Heidelberg, 1993

Hartenbach, Walter: Die Cholesterinlüge, Herbig Verlag, München 2008

Hartwig, Renate: Der verkaufte Patient, Pattloch Verlag, München 2008

Hawkings, Amy Lee: What you must know about bioidentical Hormone Replacement Therapy, Squareone Publishers, Garden City Park, New York 2013

Hertoghe, Thierry; Nabet, Jules-Jacques: The Hormone Solution - Stay younger longer, Three Rivers Press, New York 2002

Hertoghe, Thierry; Nabet, Jules-Jacques: Bleiben Sie länger jung!, Mosaik Verlag, Berlin 2002

Hild, Anne: Die hCG Diät, Aurum Verlag, Bielefeld 2011

Huber, Johannes: Die Gesundheit der Frau, warum Frauen länger leben, Verlag Carl Huber Überreuther, Wien 2008

Huber, Johannes: Die Hormontherapie, Heyne Bücher, München 1995

Huber, Johannes: Endokrine Gynäkologie, Einführung in die frauenspezifische Medizin, Verlag Wilhelm Maudrich, Wien 1998

Huber, Johannes: Hormontherapie – Wie Hormone unsere Gesundheit schützen, Heinrich Hugendubel Verlag, Kreuzlingen/München 2007

Huber, Johannes: Individuelle Hormonersatztherapie, Uni Med Verlag, Bremen/London/Boston 2002

Huber, Johannes; Gregor, Elisa: Die Kraft der Hormone, Knaur Ratgeber Verlage, München 2005

Huber, Johannes; Gregor, Elisa: Die Männer-Macher – Die sensationelle Wirkung der Hormone auf Vitalität, Potenz und gutes Aussehen, Midena Verlag, München 2001

Huber, Johannes; Schindler, A. E.: Die Frau im Klimakterium – eine ganzheitliche Betrachtung, Rhone-Poulenc Rorer GmbH, Köln 1995

Humble, Jim: MMS: Der Durchbruch, Mobiwell Verlag, Potsdam 2007

Jacobi, Günther H.; Biesalski, Hans-Konrad; Gola, Ute: Anti-Aging für Männer, Strategien für den ganzen Mann, Thieme-Verlag, Stuttgart 2004

Klatz, Ronald; Goldman, Robert: The Official AntiAging Revolution, Basic Health Publications Inc., Laguna Beach, USA 1996

Klentze, Michael: Für immer jung durch Anti-Aging, Ehrenwirth Verlag, München 2001

Kuklinski, Bodo; van Lunteren, Ina: Neue Chancen zur natürlichen Vorbeugung und Behandlung von umweltbedingten Krankheiten, Lebensbaum Verlag, Bielefeld 2004

Langer, Ellen: Counter Clockwise, Verlag Hodder & Stoughton, London 2010

Lee, John R.: What your Doctor may not tell you about Breast Cancer, How Hormone Balance May save Your Life, HarperCollins Publishes, London 2002

Lee, John R.: Natürliches Progesteron – Ein bemerkenswertes Hormon, AKSE-Verlag, Oberhaching/München, 4. Auflage, 2007

Lee, John R.; Buchner, Elisabeth: Wie Männer stark bleiben, Familien Verlag, Kleinsendelbach 2005

Lee, John R.; Hopkins, Virginia: Hormone Balance Made Simple, Warner Books, New York 2006

Lee, John R.; Hopkins, Virginia: What your Doctor may not tell you about Menopause, Warner Books, New York 1996

Lee, John R.: What your Doctor may not tell you about Premenopause, Balance your Life from thirty to fifty, Warner Books, New York 1999

Lipton, Bruce H.: Intelligente Zellen – Wie Erfahrungen unsere Gene steuern, Koha Verlag, Burgrain 2009

Love, Susan M.: Das Hormonbuch – was Frauen in den Wechseljahren wissen sollten, Fischer Taschenbuch Verlag, Frankfurt/Main, 4. Auflage, 2002

Nachtigall, Lila: Östrogen, Irisana, Verlag Heinrich Hugendubel, München 2002

Mansel, Luise : Das Wichtigste über Hormone. Hormonersatztherapie – ja oder nein?, Knaur Verlag, München 2008

Marazziti Donatella: La natura dell`amore, Bur Bibiioteca Univ. Rizzoli, Italia, April 2004

Miller, Philip Lee: The Life Extension Revolution – The New Science of Growing older without Aging, Bantom Book, N. Y. 2005

Moritz Andreas: Die wundersame Leber- &Gallenblasenreinigung, Voxverlag, Bad Lausick 2011

Oberbeil, Klaus: Fit mit 100 – Jung bleiben, länger leben, Systemed Verlag, Lünen 2012

Parry, Vivienne: Tanz der Hormone, Pendo Verlag, München 2007

Paul, Sabine; Nyncke, Helge: PaläoPower: Das Wissen der Evolution nutzen für Ernährung, Gesundheit und Genuss, 2. Aufl., C.H. Beck Verlag, München 2013

Platt, Michael: Die Hormon-Revolution, VAK Verlag, Kirchzarten bei Freiburg 2009

Polunin, Miriam: Die 50 besten Lebensmittel für Ihre Gesundheit, Garant Verlag, Renningen 1997

Rashid, Selma: Hormones Explained – Antiaging Medicine, Bioidentical Hormone Replacement and the controversies, Trafford Publishing, Bloomington 2010

Price, Weston. A.: Nutrition and Physical Degeneration, Price Pottenger Nutrition,

Reiss, Uzzi: The Natural Superwoman, Avery, New York 2007

Riedweg, Franz: Hormonmangel. Theorie und Praxis der pflanzlichen Hormondrüsenstimulation, Sonntag Verlag, Stuttgart 1998

Rimkus, Volker: Der Mann im Wechsel seiner Jahre, Lebenslust statt Lebensfrust, Verlag Arche Noah, Oster-Schnattebüll 2000

Rimkus, Volker: Die Rimkus-Methode – für den Mann", Hochschulverlag, 2006

Rimkus, Volker: „Die Rimkus-Methode – für die Frau", Hochschulverlag, 2006

Risch, Gerhard: Homöopathie ist (k)eine Kunst, Verlag Müller & Steinicke, München 1994

Risch, Gerhard: Homöopathik, Pflaum Verlag, München 1993

Rodrigues, Dinah: Hormon-Yoga – Das Standardwerk zur hormonellen Balance in den Wechseljahren, Schirner Verlag, Darmstadt 2005

Rushton, Anna; Bond, Shirley: Natürliches Progesteron – Fragen und Antworten, TB Goldmann Verlag, 3. Auflage, München 2000

Ryneveld, Edna: Unbeschwerte Wechseljahre – Geheimnisse der Naturheilmethode (Homöopathie und biologische Medizin), Haug Verlag, Heidelberg 1997

Scheuernstuhl, Annelie; Hild, Anne: Natürliche Hormontherapie, Aurum Verlag, Bielefeld 2010

Schmitt, Rüdiger; Homm, Simone: Handbuch Anti-Aging & Prävention, Kilian Verlag, Pyrbaum 2008

Servan-Schreiber, David: Die Neue Medizin der Emotionen, Goldmann Taschenbuch, München 2004

Shealy, C. Norman: Natural Progesterone Cream – Safe and Natural Hormone Replacement, Keats Publishing, Chicago1999

Shomon, Mary J.: Die gesunde Schilddrüse, Goldmann, München 2002

Somers, Suzanne: Ageless – the naked truth about bioidentical hormones, Three Rivers Press, New York 2006

Somers, Suzanne: Bombshell-Explosive Medical Secrets that will redefine Aging, Crown Archetype, New York 2012

Strienz, Joachim: Nebennierenunterfunktion, W. Zuckschwerdt Verlag, 2010

Sudheesh N. P.; Ajith T. A.; Ramnath V.; Janardhanan K. K.: Therapeutic potential of Ganoderma lucidum (Fr.) P. Karst. against the declined antioxidant status in the mitochondria of post-mitotic tissues of aged mice, Clin Nutr. Dezember 2009

Umbreit, Klaus: Männlichkeit & Hormone, Cavallier Verlag, Overath 2000

Wiley, T. S.; Taguchi, Julie: Sex, Lies and Menopause – The shocking Truth About Synthetic Hormones and the Benefits of Natural Alternatives, HarperCollins Books, New York 2003

Wilson, James L.: Grundlos erschöpft? Nebennieren-Insuffizienz – das Stress-Syndrom des 21. Jahrhunderts, Goldmann, München 2011

Worm, Nicolai: Heilkraft D, Systemed Verlag, 2010

Wright, Jonathan V.; Morgenthaler, John: Natural Hormone Replacement – For Women over 45, Smart Publication, Petaluma, USA 1997

Wright, Jonathan; Lane, Lenard: Stay young & sexy with bioidentical Hormone Replacement, Smart Publications, Petaluma, USA 2010

Wüster, Christian: Wachstumshormon (hGH) – Pathophysiologie und therapeutisches Potential, Uni Med Verlag AG, Bremen 2001

Im Gleichgewicht

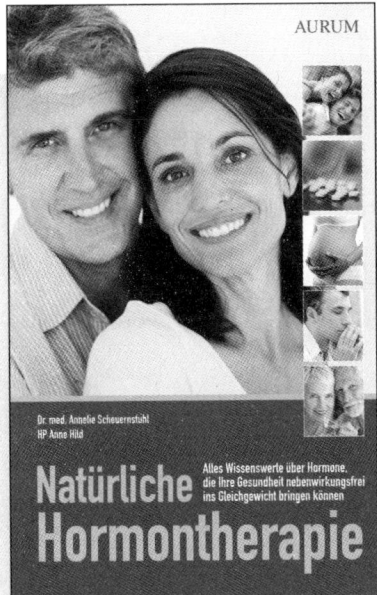

Hormone sind Regisseure unseres Lebens.

Die Erkenntnisse großer Hormon-studien haben zu einer allge-meinen Verunsicherung gegen-über künstlichen Hormonen geführt — und dies zu Recht! Unbeachtet von der Schulmedizin, aber bereits seit Jahren bekannt, ist die Möglichkeit, mit bioiden-tischen, natürlichen Hormonen Ungleichgewichte zu behandeln.

Dieses Buch zeigt konkret und praktisch, wie wir unsere Hormone im Gleichgewicht halten, Hormonstörungen leicht erkennen und behandeln können und somit zu einem körperlichen und geistigen Wohlbefinden gelangen.

Dr. med. Annelie Scheuernstuhl, HP Anne Hild
Natürliche Hormontherapie
Alles Wissenswerte über Hormone, die ihre Gesundheit nebenwirkungsfrei ins Gleichgewicht bringen können
128 Seiten, Broschur
ISBN 978-3-89901-244-6

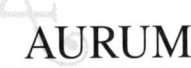
AURUM

www.aurum.de

Altes Wissen NEU! **Wilde Freiheit**
Meditation Kreativität Spirituelle Lebenspraxis
Eltern&Kinder Gesundheit
Universelles **AURUM** Sinnfindung
Bewusstsein Yoga Mystik
Persönlichekeitsentwicklung Hochsensibilität
Buddhismus Heute! Weisheit der Natur
Traditionelle Wege Big Mind

Mit Liebe fürs Detail und für die Umwelt

Bei der Auswahl der Inhalte, die wir präsentieren, achten
wir auf Originalität, Kompetenz, Praxisrelevanz und Qualität.
So können wir mit Herz und Seele hinter unseren Büchern,
Hörbüchern, Filmen und den anderen Produkten stehen,
die wir mit viel Liebe und Aufmerksamkeit bis ins letzte
Detail fertigen.

Wir leisten einen aktiven Beitrag zum Umweltschutz
und verbrauchen nur wirklich notwendige Ressourcen —
so sparsam wie möglich. Wir drucken überwiegend auf 100%
Recyclingpapier oder produzieren unsere Titel klimaneutral.
99% unserer Fertigung findet in Deutschland statt, so haben
wir kurze Transportwege und unterstützen die lokale
Wirtschaft.

Inspirationen, interessante und wertvolle Neuigkeiten,
Wahres, Schönes & Gutes sowie wichtige Termine
können Sie regelmäßig in unserem Newsletter erfahren
oder hier: **www.facebook.com/weltinnenraum**

weltinnenraum.de

J.Kamphausen | Mediengruppe